ANNE HILD
Wechseljahre ohne Beschwerden

Der natürliche Weg
durch den hormonellen Wandel

Wichtiger Hinweis für alle Leserinnen und Leser:

Die in diesem Buch veröffentlichten Inhalte und Ratschläge wurden
von der Autorin und dem Verlag mit größter Sorgfalt recherchiert, erarbeitet und überprüft.
Eine Garantie für die Inhalte kann jedoch weder von der Verfasserin noch vom Verlag übernommen werden.
Des Weiteren wird eine Haftung von Seiten des Verlages sowie der Verfasserin ausgeschlossen
für irgendwelche Sach-, Personen- und Vermögensschäden, die sich bei der Anwendung
der Informationen in diesem Buch ergeben sollten.
Jede Leserin und jeder Leser sollte mit seiner Gesundheit und den Informationen in diesem Buch
verantwortungsbewusst umgehen und sich bei Beschwerden und Krankheiten
rechtzeitig therapeutischen Rat einholen.

Anne Hild:
Wechseljahre ohne Beschwerden
Der natürliche Weg durch den hormonellen Wandel

© Aurum in J. Kamphausen Mediengruppe GmbH
Projektbetreuung: Amelie Ullrich
Bielefeld 2016
www.weltinnenraum.de

Fachlektorat: Sabine Zürn
Buchgestaltung: Claudia Schlutter | sichtbar gestaltet
Covermotiv: ©Agnes Kantaruk | Shutterstock.com
Druck: Westermann Druck, Zwickau

1 . Auflage 2016

Bibliografische Information der Deutschen Nationalbibliothek:
Die Deutsche Nationalbibliothek verzeichnet diese Publikation
in der Deutschen Nationalbibliografie; detaillierte bibliografische Daten
sind im Internet über http://dnb.d-nb.de abrufbar.

ISBN Print 978-3-95883-172-8
ISBN E-Book 978-3-95883-173-5

ANNE HILD

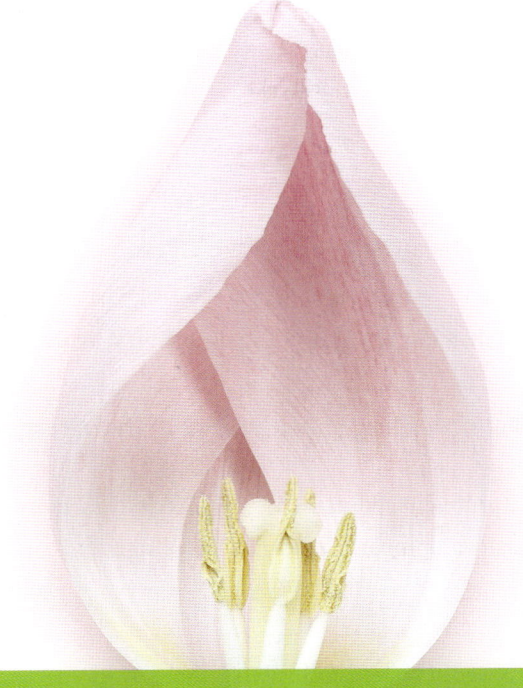

Schnelle Hilfe
mit dem
ANNE HILD
Programm

Wechseljahre
ohne Beschwerden

Der natürliche Weg
durch den hormonellen Wandel

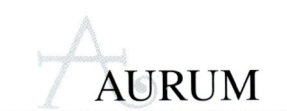

AURUM

Inhalt

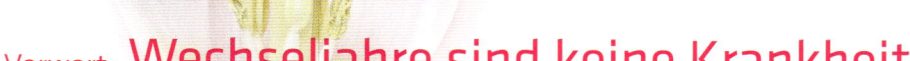

Vorwort: Wechseljahre sind keine Krankheit

Gleich zu Beginn möchte ich mit einem Mythos aufräumen: Wechseljahre sind keine Krankheit! Auch wenn viele Ärzte und die Pharmaindustrie es uns immer wieder gerne einreden möchten: Die Wechseljahre sind ein vollkommen natürlicher Prozess, den jede Frau und übrigens auch jeder Mann durchläuft. Auch Männer erleben einen hormonellen Wechsel, nur wird er nicht als »Wechseljahre« bezeichnet. Am ehesten spricht man von »Midlife-Crisis«.

Bitte erinnern Sie sich einmal an Ihre Pubertät, sozusagen die »ersten Wechseljahre« in Ihrem Leben. In dieser Zeit, zum Ende der Kindheit, schaltet der Körper bei Frauen und Männern gleichermaßen die »Fortpflanzungsfähigkeit« ein. Viele körperliche und seelische Prozesse ändern sich in dieser Lebensphase fundamental. Dabei spielen Hormone die entscheidende Rolle. Niemand käme auf die Idee, die Pubertät als Krankheit zu bezeichnen oder

die Symptome und Beschwerden mithilfe von Medikamenten zu behandeln.

Später im Leben durchlaufen wir diesen Prozess noch einmal – sozusagen die Pubertät rückwärts. Jetzt schaltet der Körper, vor allem bei Frauen, die Fortpflanzungsfähigkeit wieder aus. Die Hormone spielen auch hier wieder die entscheidende Rolle. Machen Sie die Hormone in den Wechseljahren deshalb zu Ihren Verbündeten, statt sie als Feinde zu betrachten und gegen sie anzukämpfen. Dabei spreche ich aus eigener Erfahrung. Wie viele Frauen wollte auch ich mit Anfang 50 die beginnenden Wechseljahre bei mir erst nicht wahrhaben, obwohl sich vieles, besser gesagt fast alles, in meinem Leben veränderte. Die ersten körperlichen Symptome sind mir dabei erst nicht weiter aufgefallen. Die schwachen Hitzewallungen, unregelmäßige Regelblutungen, Stimmungsschwankungen, nächtliches Wachliegen und Grübeln über meine Zukunft fand ich erst nicht weiter schlimm. Dann haben mich das Erwachsenwerden meines Sohnes, sein Auszug, Probleme in meiner Ehe und eine schwere Traurigkeit in ein tiefes Loch stürzen lassen. Gefühle wie »völlig alleine zu sein« oder »es nicht zu schaffen« wechselten sich mit Ängsten und Panik ab. Ich fragte mich immer wieder: Wie soll es nur weitergehen? Meinen sprichwörtlichen Optimismus hatte ich verloren. Trübe Gedanken waren an der Tagesordnung. Hinzu kamen körperliche Veränderungen. Eine Arthrose im Knie wurde schlimmer und mein Gewicht konnte ich auch nicht mehr so leicht halten. Mir klar zu werden, dass ich mich mitten in den Wechseljahren befand, war also gar nicht so einfach. In dieser Zeit lernte ich u. a. die natürliche Hormontherapie kennen und die Beschäftigung mit dem Thema öffnete mir die Augen. Mittlerweile befasse ich mich schon viele Jahren mit dem Einfluss von Hormonen auf unsere Gesundheit und unser Wohlbefinden. Schon oft habe ich bei mir selbst und bei anderen Menschen festgestellt, wie allumfassend die Auswirkungen auf Körper und Psyche sind, wenn die Hormone aus der Balance geraten.

Wenn also die Wechseljahre keine Krankheit sind, stellt sich die Frage, wie man gut durch diese herausfordernde Zeit kommt. Mit diesem Ratgeber möchte ich Ihnen Möglichkeiten an die Hand geben, wie Frauen und Männer gut und vor allem auf natürlichem Wege durch die Wechseljahre kommen können. Dazu habe ich ein spezielles Programm entwickelt, das Ihnen schnelle und natürliche Hilfe geben kann. Ich erläutere Ihnen, wie Sie bereits bei den ersten Anzeichen für den Wechsel mit wirkungsvollen natürlichen Substanzen und einem speziellen Bewegungsprogramm die körpereigene Hormonproduktion anregen und so Beschwerden vorbeugen oder lindern können. Reicht das nicht aus, zeige ich Ihnen, wie Sie mithilfe bioidentischer oder homöopathisch potenzierter Hormone Ihr Hormongleichgewicht wieder herstellen können.

Rückblickend gehörten diese Jahre der Wandlung und des Neuanfangs nach den anfänglichen Herausforderungen zu einer der schönsten Phasen in meinem Leben. Mein Wunsch ist, dass auch Sie Ihr Leben in dieser Zeit genießen können. Dazu möchte ich mit den Informationen und Anregungen in diesem Buch beitragen.

Ihre Anne Hild

Die Macht der Hormone

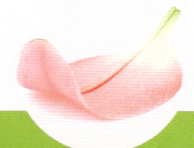

Bei Frauen und Männern verändern sich Körper und Gesundheit im Zuge des Älterwerdens und das hängt in erster Linie mit hormonellen Veränderungen zusammen. Besonders deutlich wird das in der Zeit, die wir Wechseljahre nennen. Dabei sind Hormone absolut lebensnotwendig. Ohne sie könnten wir nicht einen Tag überleben. Sie sind wahre Wunderwerke und steuern das reibungslose Zusammenspiel unserer Körperfunktionen wie Wachstum, Blutdruck, Herzfrequenz, Blutzuckerspiegel, Körpertemperatur, Wasserhaushalt, Stoffwechsel, Zeugungsfähigkeit, Fruchtbarkeit und Schwangerschaft.

Die Impulse für die Bildung von Hormonen gehen von dem Hypothalamus und der Hypophyse im Gehirn aus. Der Hypothalamus ist sozusagen die Kommandozentrale. Er sorgt für die Kommunikation zwischen den verschiedenen Hormonen und dem zentralen Nervensystem. Die Hormonproduktion funktioniert nach dem Prinzip der Nachfrage: Ähnlich einem Thermostat am Heizkörper produziert der Körper Hormone, wenn er sie braucht. Ist die gewünschte Raumtemperatur erreicht, schließt das Thermostat bzw. der Körper stellt die akute Hormonproduktion ein. Sinkt die Raumtemperatur, öffnet sich das Thermostat wieder bzw. der Körper produziert wieder Hormone. Die Hormonbildung unterliegt zudem einem zeitlichen Muster.

So wird das Schlafhormon Melatonin überwiegend nachts gebildet.

Mit dem Körper altern alle Organe und verlieren an Kraft. Das betrifft in besonderem Maße auch die hormonbildenden endokrinen Drüsen. Der Rückgang der Hormonbildung beginnt übrigens bereits früher als gedacht. Beim Hormon Progesteron sehen wir beispielsweise schon sehr früh einen Rückgang der Produktion: Dies beginnt etwa mit 35 Jahren und kann bis zum 50. Lebensjahr schon 75 % betragen. Die Produktion der Östrogene liegt dann bei ca. 30 %. Testosteron und DHEA können bis zum 50. Lebensjahr um die Hälfte sinken.

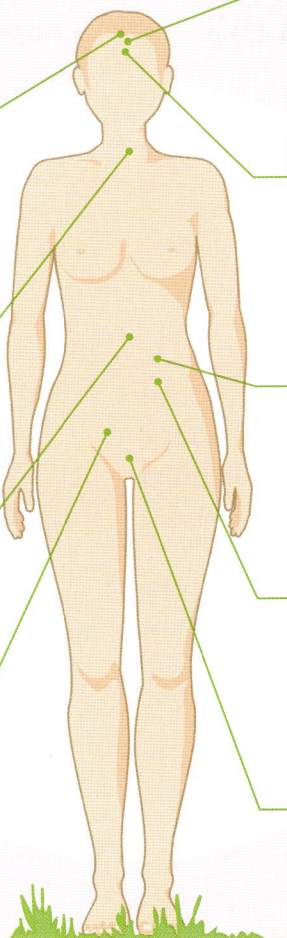

HYPOTHALAMUS [hormonbildend]

Der Hypothalamus reguliert das vegetative Nervensystem, den Sitz der Gefühle. Er kontrolliert die Hypophyse und die Epiphyse und steuert die Ausschüttung von Hormonen in die Hypophyse.

SCHILDDRÜSE [hormonbildend]

Die Schilddrüse gibt den Takt für die anderen Hormone vor und kontrolliert u.a. den Wärmehaushalt, die Herzfrequenz und den Blutdruck.

BAUCHSPEICHELDRÜSE

Die Bauchspeicheldrüse kontrolliert den Blutzuckerspiegel, schützt die Arterien, das Herz und das Immunsystem.

FRAUEN: EIERSTÖCKE [hormonbildend]

Die Eierstöcke wirken auf die weiblichen Geschlechtsmerkmale und die Fruchtbarkeit ein. Ein gutes Funktionieren wirkt verjüngend auf das Gehirn, das Herz, die Blutgefäße, die Knochen und das Immunsystem.

HYPOPHYSE [hormonbildend]

Die Hypophyse steuert alle endokrinen Drüsen im Körper wie die Schilddrüse, die Nebennieren, die Hoden und die Eierstöcke.

EPIPHYSE

Die Epiphyse kontrolliert den Rhythmus der Hormonbildung und den Schlaf. Sie hat einen positiven Einfluss auf die Organe, das Immunsystem und die Gefäße.

NEBENNIERE [hormonbildend]

Die Nebennierenrinde kontrolliert den Wasser- und Salzhaushalt. Sie sorgt für einen Ausgleich von Cortisol und DHEA und ist entscheidend für ein gesundes, langes Leben.

NIEREN

Die Nieren haben wichtige Ausscheidungsfunktionen. Sie kontrollieren den arteriellen Blutdruck und verbessern die Aufnahme und den Transport von Sauerstoff.

MÄNNER: HODEN [hormonbildend]

Die Hoden sind verantwortlich für die männlichen Geschlechtsmerkmale und die Fruchtbarkeit. Eine intakte Hormonbildung wirkt sich verjüngend auf das Gehirn, das Herz, die Blutgefäße, die Knochen und das Immunsystem aus.

Abb. 1.   Funktionen der Organe bei der Hormonproduktion

Beim Mann setzt der Rückgang der Hormonproduktion später ein und verläuft langsamer als bei der Frau. Doch für beide Geschlechter gilt: Ein 80- bis 90-Jähriger verfügt nur noch über 10 % der Hormone, die sein Körper in jungen Jahren produziert hat. Der Grund für die einsetzenden Wechseljahre mit unterschiedlich starken Beschwerden liegt also hauptsächlich im Rückgang der körpereigenen Hormonproduktion (s. Abbildung Seite 124).

Die Geschlechtshormone

Den Geschlechtshormonen (Steroidhormonen) kommt eine besondere Rolle zu. Wie der Name schon sagt, sind sie u. a. für die Ausbildung der weiblichen und männlichen Geschlechtsmerkmale und die Fortpflanzung zuständig.

Geschlechtshormone werden mithilfe des Cholesterins gebildet. Cholesterin ist ein wichtiger Baustein und für eine ausreichende Hormonbildung unersetzlich. Die Gruppe der Geschlechtshormone umfasst die Hormone Pregnenolon, Progesteron, Östrogene, Cortisol, DHEA und Testosteron. Sie werden in der Nebennierenrinde, den Eierstöcken und den Hoden gebildet. Abgebaut werden sie über Leber und Nieren.

Darüber hinaus ist der Einfluss der Schilddrüse auf unsere Körperzellen enorm. Die Schilddrüse reguliert u. a. den Stoffwechsel und sorgt für eine ausgeglichene Energiebilanz. Ab dem Erwachsenenalter nimmt die Aktivität der Schilddrüse ab und immer weniger Schilddrüsenhormone werden ausgeschüttet. Ein Mangel an Schilddrüsenhormonen führt zu einem Anstieg von Cholesterin, Proteinen, Wasser und Salz im Körper.

Ein weiteres wichtiges Hormon ist das Insulin, denn ohne Insulin gelangt keine Glukose (Traubenzucker) in die Zellen und ihre Energieversorgung kommt zum Erliegen. HGH, das Wachstumshormon oder Somatotropin (nicht zu verwechseln mit hCG), ist an vielen Stoffwechselvorgängen beteiligt. HGH fördert den Einbau von Aminosäuren und Eiweiß in die Zelle und steuert somit alle Prozesse, die zum Aufbau von Organen und zur Regeneration von Zellen gebraucht werden.

Weitere wichtige Hormone sind das Schlafhormon Melatonin und Serotonin sowie die Stresshormone Adrenalin und Noradrenalin.

Und noch ein wichtiger Punkt: Hormone sind »Teamplayer«. Sie wirken nicht isoliert, sondern beeinflussen sich gegenseitig. Nimmt die Produktion eines Hormons ab, hat dies immer auch Auswirkungen auf eines oder mehrere andere Hormone. Deshalb ist bei einer natürlichen Ergänzung der Hormone die richtige Balance so wichtig.

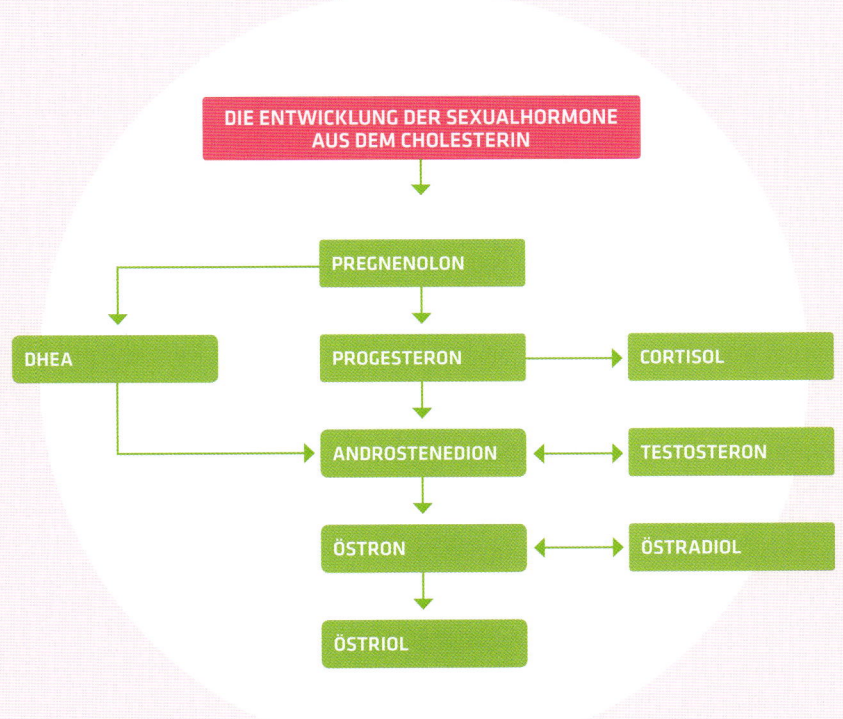

Abb. 2.   Die wichtigsten Geschlechtshormone und der Weg ihrer Bildung

Als eine der Hauptursachen für viele typische Beschwerden der Wechseljahre wird immer wieder der sogenannte Östrogenmangel genannt. Dieser Mythos hält sich hartnäckig, auch unter Wissenschaftlern.

Ein Östrogenmangel kommt jedoch selten vor und meist nur bei sehr schlanken Frauen, da Östrogen zusätzlich über das Fettgewebe durch das Hormon Östron gebildet werden kann.

Zur Gruppe der Östrogene gehören Östron, Östradiol und Östriol. Wenn von Östrogenen gesprochen wird, ist damit meist das stark wirkende Östradiol gemeint. Das weibliche Fruchtbarkeitshormon ist das wichtigste Hormon dieser Gruppe.

Östriol ist das am häufigsten vorkommende Östrogen, es wird auch als Schleimhaut-Östrogen bezeichnet, da es die Schleimhäute feucht und gesund erhält.

Östron wird in den Eierstöcken, in der Nebennierenrinde und im Fettgewebe gebildet, wo es auch gespeichert wird.

In über 90 % der Fälle ist nicht der Rückgang der weiblichen Geschlechtshormone für die Beschwerden verantwortlich, sondern das fehlende Hormon Progesteron. Diese Ansicht vertritt auch der US-amerikanische Arzt DR. JOHN R. LEE, ein Pionier in Sachen natürlicher Hormontherapie, aufgrund seiner jahrzehntelangen Erfahrungen und Forschung auf diesem Gebiet. Lee ist davon überzeugt, dass natürliches Progesteron das Hormon ist, welches Frauen und auch Männern heutzutage am meisten fehlt.

Im Gegensatz zur weitverbreiteten Meinung, dass Frauen zusätzlich Östrogen benötigen, ist er der Ansicht, dass die meisten Frauen bereits unter zu viel Östrogen leiden. DR. LEE hat dafür den Begriff »Östrogendominanz« geprägt.

Viele Frauen haben einen Östrogenüberschuss, bedingt durch Faktoren wie Übergewicht, Pille, Hormonspirale, Stress, Rauchen, falsche Ernährung, Östrogene im Fleisch, Pestizide im Essen, Hormone im Trinkwasser und Kunststoffe aus Erdöl, Farbstoffe, Arzneimittel, Waschmittel und vor allem Plastik.

Bei einer Östrogendominanz ist es wichtig, dass die Hormone Östradiol und Progesteron im Gleichgewicht sind. Progesteron oder auch Gelbkörperhormon ist ein geschlechtsneutrales Hormon, das als wichtiges Vorläuferhormon eine Schlüsselrolle im Hormongeschehen einnimmt. Es wird immer noch unterschätzt.

Zwischen dem 30. und 40. Lebensjahr, also meist lange vor dem Eintritt in die Wechseljahre, lässt die Bildung von Progesteron als eines der ersten Hormone nach.

Durch die erwähnten Umweltbelastungen reichern sich Östrogene bei Frauen und Männern gleichermaßen an. Wie bei Frauen sinkt mit den Jahren auch bei Männern der Progesteronspiegel und das Östrogen steigt an, was besonders für dickere Männer gilt:

Fettzellen können sich von Testosteron in Östrogene um wandeln, was zu unschönen Fettansammlungen der Brust und des Bauches führt. Die Entwicklung eines Brustansatzes ist ein deutlich sichtbares Zeichen für zu viel Östrogen und einen sinkenden Progesteron- und Testosteronwert.

Schwerwiegender ist für Männer die Vergrößerung der Prostata, deren Stoffwechsel eng mit Hormonen zusammenhängt, allen voran Testosteron, Progesteron und Östradiol. Natürliches Progesteron ist auch für Männer ein wichtiges Hormon. Einerseits kann es die Wirkung von Östrogen und Testosteron unterstützen, andererseits die Umwandlung von Testosteron in das gefährliche und stark wirkende Dihydrotestosteron (DHT) verhindern. DHT ist für Prostatavergrößerungen und Zellwachstum bis hin zu Krebs verantwortlich.

Progesteron ist kein weibliches Hormon, es ist für beide Geschlechter außerordentlich wichtig, es ist das Wohlfühlhormon, was für gute Stimmung, klares Denken und Leistungsfähigkeit sorgt. Männer bilden dieses wichtige Hormon in den Nebennieren und im Hoden. Auch beim Mann hilft natürliches Progesteron, um Östrogen durch ausreichend Progesteron auszugleichen und die Ursachen für die Östrogendominanz auszuschalten.

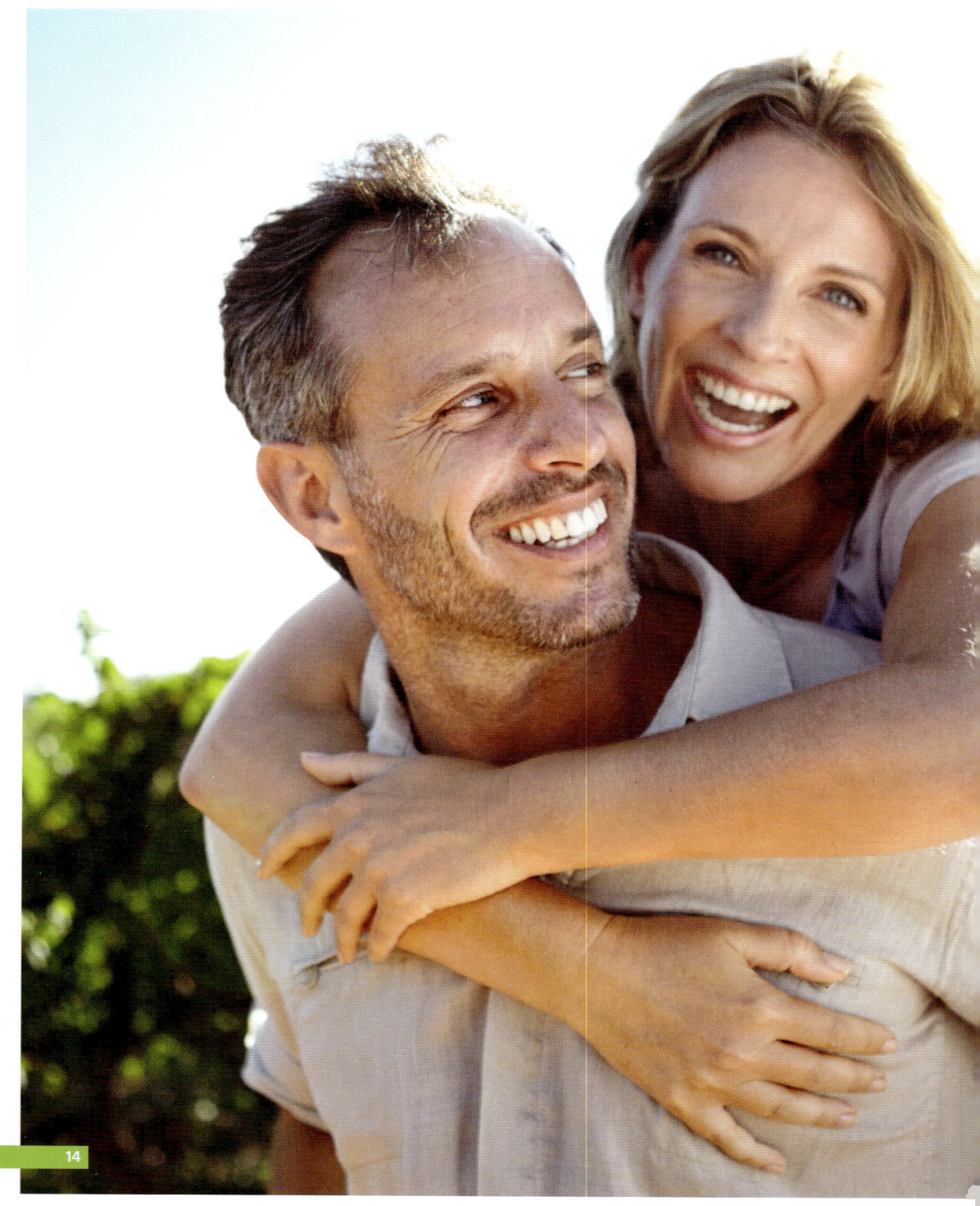

Wie erkenne ich, dass ich in den Wechseljahren bin?

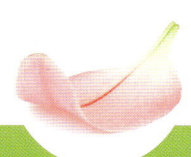

Zwischen dem 42. und 55. Lebensjahr kommen die meisten Frauen, bedingt durch den Rückgang der Hormonproduktion, in die Wechseljahre. Während dieser Zeit verändert sich der Hormonspiegel in einem langsamen Prozess, begleitet von einer Reihe von körperlichen und psychischen Symptomen.

Die Ausprägung und Stärke des Wechsels variiert von Frau zu Frau. Der Beginn ist oft diffus und schleichend. Meist beginnen die Wechseljahre mit unregelmäßigen Monatszyklen. Der Zyklus kann sehr unregelmäßig und auch stark verlaufen, bis mit der Zeit die monatliche Blutung ganz versiegt. Mithilfe eines Fragenkatalogs erhalten Sie erste Hinweise, ob es sich bei Ihren Symptomen um beginnende Wechseljahre handelt.

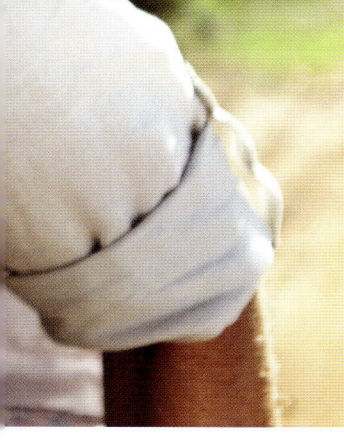

KÖRPERLICH		PSYCHISCH

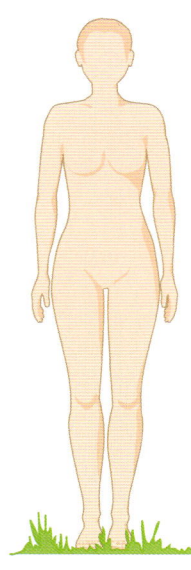

KÖRPERLICH

- Hitzewallungen
- Schweißausbrüche
- Schwindel
- Herzklopfen
- Schlafstörungen
- Erschöpfung
- sexuelle Unlust
- sinkende Leistungs-
  fähigkeit
- Gewichtszunahme
- Scheidentrockenheit
- Haarausfall
- faltige, schlaffe Haut

PSYCHISCH

- Reizbarkeit
- Stimmungsschwankung
- Depression
- Unzufriedenheit
- Nervosität

Abb. 3. Typische Symptome während der Wechseljahre der Frau

✗ WELCHE DER FOLGENDEN PUNKTE / BESCHWERDEN / SYMPTOME TREFFEN AUF SIE ZU?

☐ Haben Sie noch einen regelmäßigen Zyklus?

☐ Ist Ihre Periode kürzer oder unregelmäßiger? Haben Sie heftige Blutungen oder auch Schmierblutungen?

☐ Haben Sie häufiger Hitzewallungen?

☐ Schwitzen Sie stark und unvermittelt?

☐ Leiden Sie unter depressiven Verstimmungen, Ungeduld oder Gereiztheit?

☐ Haben Sie Schlafstörungen oder Probleme beim Ein- und Durchschlafen?

☐ Spüren Sie eine chronische Müdigkeit?

☐ Haben Sie häufigen Harndrang, auch nachts?

- ☐ Leiden Sie unter Blasenschwäche?
- ☐ Hat sich der Sex verändert? Haben Sie weniger Spaß am Sex? Weniger Lust auf Sex?
- ☐ Leiden Sie unter trockener Scheidenschleimhaut?
- ☐ Ist Ihr allgemeines Wohlbefinden vermindert?
- ☐ Hat sich bei Ihnen in letzter Zeit eine Allergie/Unverträglichkeit entwickelt?
- ☐ Leiden Sie unter Gelenk- und Muskelschmerzen, Rückenbeschwerden oder Rheuma?
- ☐ Sind Sie ängstlicher geworden, leiden unter Panikanfällen, Konzentrationsstörungen, Nervosität oder innerer Unruhe?
- ☐ Spüren Sie schnell körperliche Erschöpfung oder das Gefühl, nichts zu schaffen?
- ☐ Frieren Sie ständig?
- ☐ Haben Sie Herzbeschwerden, Herzrasen, Herzstechen?
- ☐ Haben Sie das Gefühl, der Höhepunkt des Lebens ist überschritten?
- ☐ Lagern Sie Wasser ein?
- ☐ Haben Sie Heißhungerattacken?

- ☐ Stellen Sie eine unerklärliche Gewichtszunahme fest?
- ☐ Ist es schwierig, das Gewicht zu halten?
- ☐ Leiden Sie unter Migräne oder häufigen Kopfschmerzen?
- ☐ Werden Ihre Finger- und Fußnägel trocken und rissig?
- ☐ Bemerken Sie, dass Ihre Haut dünner, trockener und faltiger wird?
- ☐ Leiden Sie unter vermehrtem Haarausfall oder trockenem Haar?
- ☐ Stellen Sie vermehrten Haarwuchs fest, z. B. an Kinn und Oberlippe?

Je mehr Punkte auf Sie zutreffen, desto wahrscheinlicher ist ein hormonelles Ungleichgewicht und Sie befinden sich in den Wechseljahren.

Die Wechseljahre des Mannes

Auch bei Männern lässt die Hormonbildung mit dem Alter nach. Für viele Ärzte scheint es so etwas wie eine männliche Andropause (die männlichen Wechseljahre) jedoch nicht zu geben, sind doch Männer bis ins hohe Alter zeugungsfähig. Es ist aber eine Tatsache, dass auch Männer in die Wechseljahre kommen. Beim Mann setzt der hormonelle Wechsel langsamer und um fünf bis zehn Jahre später ein als bei Frauen. Auch bei Männern ist der Beginn oft diffus und schleichend. In dieser Lebensphase verändert sich einiges, sowohl physisch als auch psychisch. Die Ausprägung und Stärke der Beschwerden ist individuell unterschiedlich.

Mithilfe eines Fragenkatalogs erhalten Männer erste Hinweise, ob es sich bei ihren Symptomen um eine beginnende Andropause handelt.

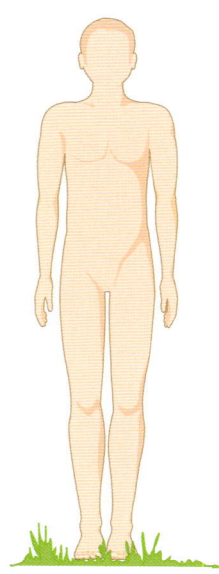

KÖRPERLICH

- Gewichtszunahme
- Abnahme der Muskelmasse
- sexuelle Unlust
- sinkende körperliche Leistungsfähigkeit
- Haarausfall, Glatzenbildung
- Ausbildung eines Brustansatzes
- Prostataprobleme
- ErekHonsprobleme
- Gelenkschmerzen

PSYCHISCH

- Verminderte Stresstoleranz
- Gefühl der Sinnlosigkeit
- depressive Gedanken
- vermindertes Selbstbewußtsein
- Gefühl der Überforderung

Abb. 4. Typische Symptome während der Wechseljahre des Mannes

X WELCHE DER FOLGENDEN PUNKTE / BESCHWERDEN / SYMPTOME TREFFEN AUF SIE ZU?

- [ ] Hat sich in letzter Zeit körperlich oder psychisch etwas verändert?

- [ ] Haben Sie das Gefühl, dass Ihre »Lebensenergie« nachlässt?

- [ ] Leiden Sie unter Anfällen von Traurigkeit?

- [ ] Hat sich Ihr ehemals positives Lebensgefühl vermindert?

- [ ] Hat Ihr Selbstbewusstsein abgenommen?

- [ ] Sind Sie öfters überfordert?

- [ ] Ist Ihre Stresstoleranz vermindert?

- [ ] Haben Sie das Gefühl von Sinnlosigkeit?

- [ ] Hat sich die Stärke Ihres Urinstrahls verändert? Kommt er schwächer und mit Unterbrechung?

- [ ] Hat sich Ihre Prostata vergrößert? Haben Sie Probleme mit der Prostata?

- [ ] Schwitzen Sie plötzlich aus unerklärlichen Gründen? (tagsüber/nachts)

- [ ] Frieren Sie leicht?

- [ ] Stellen Sie bei sich eine Abnahme der Muskelmasse bei gleichzeitiger Zunahme von Körperfett fest?

- [ ] Bemerken Sie bei sich die Ausbildung eines Brustansatzes?

- [ ] Haben Sie spürbar trockene Haut?

- [ ] Leiden Sie unter trockenen Schleimhäuten? (Augen, Nase ...)

- [ ] Beobachten Sie vermehrt Haarausfall?

- [ ] Haben Sie weniger Lust und Spaß am Sex als früher?

- [ ] Haben Sie Erektionsprobleme? Impotenz?

- [ ] Ist Ihr Schlaf gestört? Müssen Sie nachts öfter raus?

- [ ] Leiden Sie unter häufigen Kopfschmerzen?

- [ ] Haben Sie Gelenk- oder Rückenschmerzen?

Wenn Sie sich in einigen Fragen wiedererkennen, könnte es sich um den Beginn eines Hormonrückgangs handeln. Je mehr Fragen auf Sie zutreffen, desto wahrscheinlicher sind Sie in der Andropause.

Typische Wechseljahrbeschwerden, ihre Ursachen und natürlichen Auswege

Auf den folgenden Seiten werde ich auf die häufigsten und typischen Beschwerden und Symptome eingehen, die im Zusammenhang mit den Wechseljahren bei Frauen und Männern auftreten. Die große Mehrzahl der Frauen, die in die Wechseljahre kommen, nimmt diese Veränderungen wahr. Aber auch bei Männern treten diese Symptome vermehrt auf.

Die Beschwerden habe ich in Gruppen zusammengefasst, denn es kommt selten vor, dass ein Symptom allein auftritt. Meist werden mehrere Beschwerden gleichzeitig in unterschiedlicher Stärke festgestellt. Durch die Bündelung der Symptome in Gruppen können Sie sich schnell einen Überblick über Ihre individuelle Situation verschaffen.

Der Hormonspeicheltest

Da die meisten typischen Beschwerden während der Wechseljahre ihre Ursache in einem Hormondefizit oder einem Hormonungleichgewicht haben, erläutere ich zunächst, welche die hormonellen Ursachen für die Beschwerden sind.

Schließlich stelle ich Ihnen ein von mir entwickeltes Programm vor, wie man leichte Beschwerden auf natürliche Weise in den Griff bekommt. Bei schweren oder länger andauernden Beschwerden sollten Sie aber immer Ihren Arzt oder Therapeuten konsultieren. Mit einem Hormonspeicheltest sollten Sie Ihren aktuellen Hormonstatus bestimmen und das Testergebnis mit Ihrem Arzt oder Heilpraktiker durchsprechen. Sollte eine Ergänzung von Hormonen notwendig sein, empfehle ich Ihnen die natürliche Hormontherapie. Statt chemisch veränderter Hormone werden bioidentische oder homöopathisch potenzierte Hormone verwendet. Diese Behandlung ist sanfter und natürlicher als die klassische Hormonersatztherapie und ohne Nebenwirkungen. Ab Seite 104 gehe ich darauf näher ein.

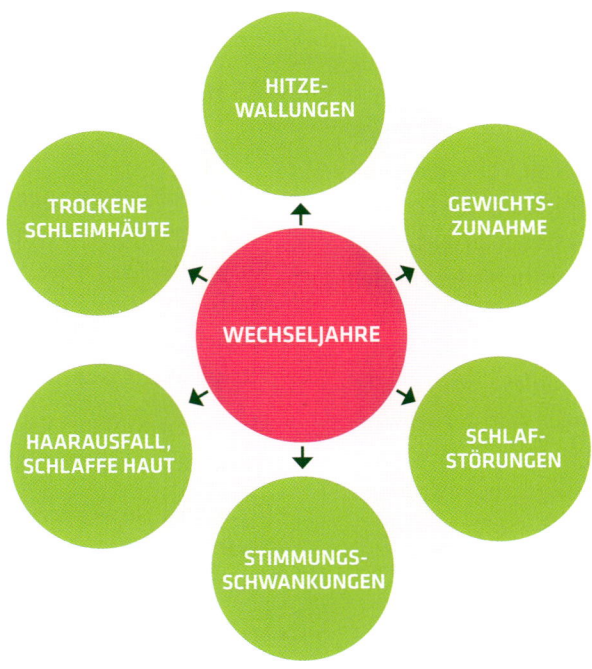

Abb. 5. Typische Wechseljahrssymptome

1. Kreislauf – Hitzewallungen

Nachtschweiß, Herzrasen, Schwindel, Bluthochdruck

Die mit Abstand am häufigsten auftretenden Beschwerden während der Wechseljahre sind Hitzewallungen. Frauen sind davon mitunter sehr stark betroffen, aber auch Männer klagen darüber.

Hitzewallungen treten plötzlich und ohne Vorwarnung auf, oft begleitet durch Schweißausbrüche. Ausgelöst durch eine veränderte Hormonlage weiten sich die Blutgefäße, die Blutzirkulation und die Herzfrequenz erhöhen sich, was zu verstärktem Herzklopfen und einem schubweisen, starken Wärmegefühl führt, besonders im Gesicht, Hals- und Brustbereich. Die Haut rötet sich und der Schweiß bricht aus allen Poren. Dann folgen häufig ein Kältegefühl und Frösteln. Weitere Begleiterscheinungen sind Nachtschweiß, Kreislaufbeschwerden, Herzklopfen, Herzrasen, Schwindel und Bluthochdruck.

Für die Hitzewallungen sind der schwankende Hormonspiegel und der niedrige Östrogen- und Progesteronspiegel verantwortlich. Solange Frauen noch einen Zyklus haben, bildet der Körper in der ersten Hälfte des Zyklus Östrogen, damit im Eierstock das Ei heranreifen kann. Nach dem Eisprung, der ungefähr in der Mitte des Zyklus liegt, braucht es Progesteron (Gelbkörperhormon), damit sich das befruchtete Ei in der Gebärmutterschleimhaut einnisten kann. Schon lange vor Beginn der Wechseljahre drosselt der Körper die Progesteronproduktion. Zusammen mit dem plötzlichen Rückgang des Östrogens löst dies die unangenehmen Hitzewallungen aus. Neben der Schilddrüse hat auch das Stresshormon Adrenalin Einfluss auf die Körpertemperatur.

WAS HILFT?

- In leichten Fällen helfen Phytohormone

- wie Mönchspfeffer (Agnus castus), Traubensilberkerze (Cimicifuga racemosa), Rhapontik-Rhabarber, Salbeiextrakt, Wolfstrapp (Lycopus europaeus) und eine speziell für die Wechseljahre abgestimmte Vitalpilzmischung (Heilpilze).

- Meiden Sie Koffein (Kaffee, aber auch schwarzen und grünen Tee).

- Verzichten Sie weitgehend auf Zucker. Ersatzweise können Sie Erythritol, Xylitol oder Agavendicksaft verwenden.

- Meiden Sie Schokolade, Weißmehl und Alkohol.

- Vitamin E hilft gegen Hitzewallungen.
- Sorgen Sie für körperliche und seelische Entspannung, z. B. durch Yoga.
- Achten Sie auf eine gesunde Ernährung und bauen Sie ggf. Übergewicht ab.
- Sorgen Sie für regelmäßige Bewegung an der frischen Luft.
- Wenden Sie Wechselfußbäder (heiß – kalt) an und besuchen Sie die Sauna.

- Bei schwereren oder länger andauernden Hitzewallungen sollte unbedingt mithilfe eines Hormonspeicheltests der aktuelle Hormonstatus bestimmt werden. Je nach Ergebnis kann eine Hormonergänzung durch bioidentische Hormone oder homöopathisch potenzierte Hormone erforderlich sein. Dabei wird häufig Progesteron eingesetzt, eventuell kombiniert mit etwas Östradiol zur Überbrückung oder Östriol oder/ und DHEA. Bei einer natürlichen Hormontherapie lassen Sie sich von einem fachkundigen Arzt oder Therapeuten begleiten.

2. Schlaf

Einschlaf- und Durchschlafprobleme, permanente Müdigkeit, Nachtsorgen

Ausreichend Schlaf ist für alle Körpersysteme enorm wichtig. 80 % der Regeneration findet in der Tiefschlafphase statt. Wenn Sie nachts keinen tiefen Schlaf finden, schwächt das Ihr Immunsystem. Sie altern rascher und werden auch schneller übergewichtig.

Einer der Hauptgründe für schlechten Schlaf ist in einem Rückgang der Hormone zu suchen. Aber auch Schilddrüsenprobleme und Stress wirken sich auf die Schlafqualität aus. Melatonin ist unser Schlafhormon. Es sorgt dafür, dass wir gut ein- und auch durch-schlafen. Darüber hinaus reguliert Melatonin unseren Tag-Nacht-Rhythmus. Für eine gesunde Melatoninbildung braucht es tagsüber Sonnenlicht (zusätzlich auch gut für die Bildung von Vitamin D) und nachts komplette Dunkelheit. Dunkelheit fördert die Bildung des Schlafhormons. Tageslicht oder künstliches Licht hingegen hemmen die Melatoninausschüttung.

Melatonin sorgt dafür, dass viele Stoffwechselvorgänge nachts zurückgefahren werden und die Körpertemperatur zurückgeht. Es ist ein wichtiges Anti-Aging-Hormon mit einer stark antioxidativen Wirkung. Ein gestörter Melatoninspiegel tritt häufig als Folge von übermäßigem Stress, Schichtarbeit oder Jetlag auf. Im Laufe der Wechseljahre wird die Bildung von Melatonin immer mehr zurückgefahren. Zusätzlich stören Antidepressiva, Beta-Blocker, Schlaftabletten, Schmerzmittel (z. B. Aspirin oder Ibuprofen) die nächtliche Sekretion von Melatonin. Alkohol, Kaffee und ein Mangel an Mikronährstoffen wie Magnesium und die wichtigen B-Vitamine können die Melatoninproduktion ebenfalls beinträchtigen.

GESTÖRTER SCHLAF

Von immer größerer Bedeutung bei Schlafstörungen wird die Belastung durch Mobilfunk und WLAN-Strahlung. Dieser sogenannte Elektrosmog beeinflusst uns in einem Ausmaß, wie wir uns das vor wenigen Jahren noch nicht hätten vorstellen können.

»Die Bestrahlung des Gehirns durch Handys ist das größte Experiment der Menschheit. Wir ertrinken in einem Meer an Strahlen«, sagt PROF. LEIF SALFORD von der Universität Lund in Schweden. Trotz zahlreicher Warnungen von Ärzten, Geologen und Umweltverbänden greifen immer neue Funk-Techniken in unser Leben ein: Mobilfunk-Netze, TETRA, LTE, Schnurlostelefone, WLAN, Babyphone, Funkablesegeräte etc. überlagern die Lebensfunktionen mit einer wachsenden Dichte elektromagnetischer Felder. Besonders betroffen sind das Limbische System, die inneren Drüsen sowie die Enzymbildung.

Ein weiterer Punkt ist eine Störung der Körperentgiftung. Es gilt als wissenschaftlich bestätigt, dass die verschiedenen Funktechniken, denen wir ausgesetzt sind, für eine erhöhte Durchlässigkeit der schützenden Blut-Hirn-Schranke verantwortlich sind. Neben einer messbaren Veränderung der Hirnströme wurden Störungen bei der Ausschüttung von Hormonen (Anstieg der Stresshormone und Botenstoffe des Nervensystems), Störungen bei der Fruchtbarkeit und Schädigung der Erbinformation und des Immunsystems beobachtet.

Die gute Nachricht ist, dass Sie keine Schlaftabletten brauchen, um besser schlafen zu können. Diese machen auf Dauer abhängig und stören den natürlichen Schlafrhythmus.

WAS HILFT?

- Bemühen Sie sich um einen geregelten Schlafrhythmus und sorgen Sie für frische Luft im Schlafzimmer. Es sollte nicht zu warm und nicht zu kalt sein.

- Verbannen Sie Fernseher, Handys und Tablets aus Ihrem Schlafzimmer. Das blaue Licht der Bildschirme und die Strahlung stören beim Einschlafen.

- Elektromagnetische Felder, Elektrosmog und Wasseradern haben Einfluss auf den Schlaf und die Hormonbildung. Schalten Sie nachts den WLAN-Router aus und sorgen Sie dafür, dass in Ihrem Schlafzimmer nachts kein Strom fließt. Schützen Sie sich ggf. vor der Strahlung, z.B. mit Memon-technologie[1].

- Chronischer Stress erschöpft die Nebennieren und beeinträchtigt durch vermehrte Bildung des Stresshormons Cortisol einen gesunden Schlaf. Reduzieren Sie Stress, kommen Sie abends zur Ruhe, schalten Sie ab.

- Sorgen können den Schlaf erheblich stören. Machen Sie, wenn möglich, abends nach dem Essen einen Spaziergang an der frischen Luft oder entspannen Sie sich mit Meditation oder autogenem Training.

- Bewegung und Sport fördern guten Schlaf.

- Essen Sie abends nur wenig, um den Körper nicht mit unnötiger Verdauungsarbeit zu belasten und um die Bildung von Melatonin zu unterstützen.

- Meiden Sie Kohlenhydrate. Große Mengen Fleisch, Fisch, Meeresfrüchte und Alkohol am Abend können den Schlaf und die Melatoninbildung stören. Proteine sind abends wichtig, aber es muss nicht immer Fleisch oder Fisch sein. Mischen Sie sich z. B. abends statt des Abendessens mal einen Proteindrink. Das nützt der Figur und dem Schlaf und stellt genügend Aminosäuren für die Bildung neuer Zellen zur Verfügung.

- Koffein kann das Einschlafen verhindern. Meiden Sie also starken Kaffee oder Tee am Abend oder auch bereits ab Mittag.

- Bei gravierenden Schlafproblemen, permanenter Müdigkeit, Einschlaf- und Durchschlafproblemen oder Nachtsorgen hilft ggf. nur die Ergänzung des Schlafhormons Melatonin. Um den Melatonin-Status zu bestimmen, sollte ein spezieller Hormonspeicheltest durchgeführt werden. Wird zu wenig Melatonin gebildet, kann es richtig dosiert ergänzt werden. Für eine Behandlung mit naturidentischem oder homöopathisch aufbereitetem Melatonin wird ein fachkundiger Arzt oder Therapeut eingeschaltet. Die Wirkung von Melatonin unterscheidet sich sehr deutlich von Schlafmitteln, deren dämpfende Wirkung auf das Gehirn zu Schwindelgefühlen führen und auf Dauer abhängig machen kann.

- Melatonin kann folgendermaßen dosiert werden: Der individuelle Bedarf variiert zwischen 0,2 bis 10 mg Melatonin täglich. Die Kapseln oder Tabletten werden kurz vor dem Schlafengehen eingenommen. Brechen Sie eine Tablette von 1 mg in mehrere Stücke und beginnen Sie mit einer geringen Dosierung. Wenn Sie morgens Schwierigkeiten haben aufzuwachen, wilde Träume und einen dicken Kopf haben, ist die Dosierung zu hoch. Erhöhen Sie die Dosis, wenn Sie nicht ausreichend Schlaf finden. Die homöopathische Alternative: Melatoninum

D4 (Globuli). Abends 5 Globuli eine halbe Stunde vor dem Schlafengehen unter die Zunge geben.

- 5-HTP hat sich bei Schlafstörungen gut bewährt. Es ist eine direkte Vorstufe von Serotonin und wird besser verwertet als Tryptophan. 5-HTP stimuliert die Neubildung von Nervenzellen (Neurogenese). Ich empfehle einen 5-HTP-Komplex mit Vitamin B12, Folsäure, Pantothensäure und Pflanzenextrakten wie Baldrian, Hopfen, Lavendel und Passionsblumen. Dieser Komplex in Kapselform unterstützt einen gesunden Schlaf und führt zu einer Harmonisierung bei Stressgeschehen.

- GABA ist ein Neurotransmitter, der indirekt die Stimmungslage beeinflusst und sich beruhigend auf stressbedingte Einschlafstörungen auswirkt. Aber auch akute Angstzustände, nächtliche Panikgefühle und Stimmungsschwankungen können mit GABA gelindert werden. Besonders gut werden sublinguale Produkte in Form von Lutschtabletten aufgenommen, die durch das beruhigende Glycin die Produktion von GABA und dem verjüngendem HGH anregen und so den Schlaf verbessern. Sie werden schnell über die Mundschleimhaut aufgenommen und können unmittelbar vor dem Schlafengehen eingenommen werden.

3. Psyche

Gereiztheit, Stimmungsschwankungen, Traurigkeit, Erschöpfung, Konzentrationsprobleme

Nicht nur die körperlichen Symptome wie Hitzewallungen und trockene Schleimhäute sind bei beginnenden Wechseljahren lästig, gravierender sind oft die seelischen Veränderungen mit Gereiztheit, nervöser Anspannung, Stimmungsschwankungen, Panikattacken, Niedergeschlagenheit, plötzlich unerklärlicher Traurigkeit, Konzentrationsschwäche, Vergesslichkeit, Sinnfrage, nachlassender Leistungs- und Belastungsfähigkeit, mangelndem Selbstvertrauen und Selbstzweifeln.

Auch hier ist die Ursache in den Hormonen zu suchen. Schwankende Hormonspiegel und das Nachlassen wichtiger Hormone, etwa Progesteron, oder ein plötzlicher Östrogenabfall durch das Ausbleiben der Monatsblutung sind für die Achterbahnfahrt der Gefühle verantwortlich. Stress trägt ebenfalls dazu bei.

STIMMUNGSSCHWANKUNGEN

Bei Stimmungsschwankungen liegt häufig ein Mangel an Progesteron und eine Östrogendominanz vor. Das wichtigste Hormon, das bei den meisten Menschen als Erstes fehlt und eine sehr tief gehende Wirkung auf Psyche und Gehirn hat, ist natürliches Progesteron. Es gleicht Stimmungsschwankungen aus, löst Ängste, mindert depressive Anwandlungen und verbessert den Schlaf.

Niedrige Progesteron- und DHEA-Werte und/oder eine Östrogendominanz findet man häufig bei Angstzuständen. Bei anhaltendem Stress und einer Schilddrüsenfunktionsstörung können auch ein Mangel an Vitamin B und zu wenig Schlaf verantwortlich sein.

Noch nie sind Menschen so alt geworden wie heute, was uns vor ziemliche Herausforderungen stellt. Wie werde ich mit den inneren und äußeren Veränderungen des älter werdenden Körpers fertig? Theoretisch sagt es sich leicht, dass man die unschönen Veränderungen eben annehmen lernen sollte. Wie schwer das aber in der Praxis ist, davon können viele ein Lied singen. Bei so viel schönen Menschen, die uns in der Werbung und in den Hochglanzmagazinen vor Augen geführt werden, fällt das besonders schwer. Junge Menschen voller Energie und Selbstbewusst-

sein drängen nach. Sie sind fit auf vielen Gebieten, erfolgreich im Beruf. Sie äußern frei ihre Meinung und leben so, wie wir vielleicht immer gerne gelebt hätten. Ein Vergleich bringt uns nicht weiter, aber wie werden wir ganz konkret mit den psychischen Veränderungen während der Wechseljahre fertig?

DIE SEELE MITNEHMEN

»Glücklich sein ist das Loslassen von Vorstellungen, wie das Leben sein sollte, und all das zu feiern, was ist.«

MANDY HALE

Leichter gesagt als getan! Besonders dann, wenn das Leben einem gerade in dem Lebensabschnitt übel mitspielt, in dem eigentlich mehr Ruhe einkehren sollte, man sozusagen in der Erntephase des Lebens ist. Wahrscheinlich hatten Sie Erwartungen, wie die Zeit nach dem Großziehen der Kinder oder dem Ende der Arbeitszeit aussehen würde, und müssen nun feststellen, dass die Erwartungen mit der Realität überhaupt nicht mehr übereinstimmen. Wie soll man damit umgehen, wenn sich etwas Unvorstellbares oder Unerwünschtes ereignet? Und selten kommt ein Unglück allein. Plötzlich ist das eigene Leben ganz anders, als man es sich für diese Phase vorgestellt hat. Warum passiert das gerade mir und warum gerade jetzt? Ich war doch immer für alle da und jetzt bin ich allein. Selbstmitleid,

Verzweiflung und Panikattacken sind keine Seltenheit. Wahrscheinlich macht es vieles leichter, sich eine Weile in Verzweiflung und Selbstmitleid zu flüchten. Der nächste Schritt ist das Akzeptieren der Situation, auch wenn es schwerfällt. Und das Fokussieren auf die guten Dinge im Leben.

Ein interessanter Ansatz kommt von Forschern des King's College London[2]. Wenn die körperlichen und seelischen Belastungen des Älterwerdens zu groß werden, hilft eine kognitive Verhaltenstherapie oder ein Coaching. Frauen und Männer lernen dabei, die Gedanken, Einstellungen, Überzeugungen, kritischen Blicke und Bewertungen über den eigenen Körper zu verändern und das mit großem Erfolg. Zu den größten Herausforderungen des Älterwerdens gehört es, mit den inneren und äußeren Veränderungen Frieden zu schließen und das Beste daraus zu machen. Dabei können ein paar Sitzungen mit einem erfahrenen Coach eine große Hilfe sein.

HELFEN ANTIDEPRESSIVA?

Gesundheitsexperten in den USA und Großbritannien sind besorgt über die enorme Zunahme von Menschen, die zu Antidepressiva greifen. Dies könnte laut Experten in eine öffentliche Gesundheitskatastrophe führen, da die häufig verschriebenen Antidepressiva abhängig machen und sich verheerend auf die Fähigkeit des Gehirns auswirken, Serotonin zu produzieren. Die Pharmaindustrie sieht das naturgemäß anders.

Der Zeitschrift »New Scientist« schreibt: »Nach Absetzen von Antidepressiva wurden häufig folgende Symptome beobachtet: Entzugserscheinungen, die zu Angstanfällen und Albträumen führen. Weitere Symptome sind: Konzentrations-, Gedächtnis- und Aufmerksamkeitsstörungen sowie Schlafstörungen und Magenverstimmungen. Die Symptome können einige Wochen bis sogar Monate andauern.«[3]

Acht von zehn Deutschen leiden unter Stress, ein gutes Drittel sogar unter Dauerstress. Mittlerweile sind 50 bis 60 % der krankheitsbedingten Ausfälle im Berufsleben auf Stress zurückzuführen. Gerade in den Wechseljahren wirkt sich eine hohe Stressbelastung besonders negativ aus und verstärkt typische Wechseljahrbeschwerden.

Aber was genau ist Stress eigentlich? Die Definition ist einfach: Alles, was wir über längere Zeit als belastend empfinden, ob es sich nun um innere oder äußere Einflüsse handelt, ist Stress. In immer mehr Zeitschriften und Fernsehsendungen wird das Thema aufgegriffen, vielfach auch unter der Überschrift »Burn-out«.

Immer in Hektik, überall erreichbar? Die Gesellschaft verfällt dem Tempowahn. Wer sich vor dem Burn-out schützen will, braucht die richtige Anti-Stress-Strategie. Für viele Menschen gehört Stress zum modernen Leensstil, er ist zur Normalität geworfen. Denn Stress kann einen zu Höchstleistungen antreiben, man ist motiviert, liebt Herausforderungen und den Wettbewerb.

Die wichtigsten Hormone, die der Körper in Gefahr- und Stresssituationen vermehrt ausschüttet, sind Cortisol und Adrenalin. Cortisol fördert die Ausschüttung von Adrenalin. Die rasche Ausschüttung von Adrenalin ist wichtig, um in Gefahrensituationen schnell handeln zu können, es wird aber nach Ende der Gefahr rasch wieder abgebaut. Anders das Cortisol, welches länger im Blut bleibt. Normalerweise hat jede Gefahr irgendwann ein Ende, und dann folgt eine Ruhephase, in der sich der Organismus von den Anstrengungen der Gefahrenabwehr wieder erholen kann. Dem ist leider heute nicht mehr so. Die meisten Menschen stehen ständig wie »unter Strom«. Auslöser sind neben ständigem Stress auch chronische Entzündungen, Alkoholprobleme, Übergewicht und Fettleibigkeit, aber auch Depressionen.

Doch der Körper ist nicht darauf ausgelegt, auf Dauer mit einem erhöhten Cortisolspiegel zu leben. Hier muss an den Ursachen angesetzt werden. Bei einem hohen Cortisolspiegel sollte kein Kaffee getrunken werden, er treibt einen bereits hohen Cortisolspiegel weiter in die Höhe.

Unter ständigem Dauerstress ist es kein Wunder, dass es mit der Zeit zu einer Erschöpfung der Nebennierenrinde (Adrenal Fatigue) kommt. Die Folge ist ein Absinken der wichtigen Vorläuferhormone Progesteron und DHEA. Um Stress auf Dauer aushalten zu können, sind sowohl Cortisol als auch DHEA unverzichtbar. Weitere Hormone werden in Mitleidenschaft gezogen wie Testosteron und Östrogene. Nun wird auch klar, warum wir bei Dauerstress und einer Erschöpfung der Nebennierenrinde keine Lust mehr auf Sex verspüren.

Erste Anzeichen eines zu niedrigen Cortisol-spiegels sind häufig Verwirrtheit und das Ge-fühl, nicht mehr klar denken zu können. Der Kopf ist wie leer, man ist unaufmerksam und kann sich schlecht erinnern. Kommen dann noch Leistungsverlust, das Gefühl ausge-brannt zu sein, schnelle Ermüdung, fehlende Begeisterung, Antriebslosigkeit und gesteiger-te Reizbarkeit dazu, kann das ein Hinweis auf eine Schwächung der Nebennierenrinde sein.

Burn-out und schließlich ein vollständiger Kollaps drohen. Meistens wird diese Tatsache ignoriert bzw. ist nicht bekannt. Wer denkt z. B. bei Rheumaschüben oder einer plötzlich auftretenden Lungenentzündung direkt an eine stressbedingte Ursache und ein Defizit von Cortisol und anderer wichtiger Hormone. Wie wichtig das Hormon Cortisol ist, kann man daran ermessen, dass wir ganz ohne Cortisol binnen weniger Tage sterben würden.

BURN-OUT

Wenn Sie ständig erschöpft und überfordert sind, sich verwirrt fühlen, nicht mehr klar den-ken und sich nicht konzentrieren können, nicht mehr ausreichend Schlaf finden, immer unge-duldiger werden und Ihre positive Lebensein-stellung verlieren, sind das schon gravierende Anzeichen eines beginnenden Burn-outs.

Viele von Burn-out gefährdete Personen glauben, sie müssten immer perfekt sein und es allen recht machen. Wir haben beim Burn-out gerne den typischen Workaholic vor Augen, aber mittlerweile betrifft das Problem die gesamte Bevölkerung. Selbst Kinder sind durch Schule und schwierige Familienverhält-nisse schon permanent gestresst. Auffallend ist auch, dass immer mehr jüngere Menschen unter einer Dauererschöpfung leiden. Viele von ihnen machen auch noch die Nacht zum Tage,

was das Hormonsystem noch mehr durch-einanderbringt.

Wir wollen alles im Griff haben, alles gut machen und können lange nicht zugeben, dass uns das Leben in dieser Form zu viel wird. Vermeintlich ist es uns nicht möglich, an der Situation etwas zu verändern. Wir glauben, dass wir nicht einfach aussteigen können. Wir sind überzeugt, dass unsere Karriere und unser Weiterkommen davon abhängig sind, dass wir weiter funktionieren.

Eine Änderung der Lebensgewohnheiten steht an. Mit einem Hormonspeicheltest kann der Tagesverlauf von Cortisol gemessen werden. Bei einem Cortisolmangel, großer Erschöpfung und Burn-out kann kurze Zeit Hydrocortison (= natürliche, bioidentische Form von Cortisol) helfen, wieder »Land zu sehen«.

WAS HILFT?

- Rosenwurz (= Rodiola-Komplex) wirkt sehr gut bei Stressanfälligkeit und Winterdepression.

- Gelée royale stärkt in stressigen Zeiten den gesamten Organismus und besonders das Nervensystem. Es enthält zahlreiche hormonähnliche Verbindungen, die sich positiv auf die Bildung sowohl der weiblichen als auch der männlichen Hormone auswirken. Die Anwendung kann z. B. zweimal jährlich als Kur durchgeführt werden.

- Zusätzlich kann die Nebenniere durch die Gabe von Vitamin C, den wichtigsten B-Vitaminen, Magnesium, Chrom und essenziellen Aminosäuren unterstützt werden.

- Trinken Sie zwischendurch einen gesunden Smoothie oder den »Golden Protein Shake« (s. Seite 74) mit einem sojafreien pflanzlichen Proteinpulver. Das verleiht sofort Energie, füllt Ihre leeren Speicher wieder auf und verhindert Heißhungerattacken.

- Achten Sie auf Ihr Gewicht und auf eine moderate Kohlenhydrataufnahme. Die zeitlichen Zwischenräume zwischen den Mahlzeiten sollten nicht zu groß werden. Das ist für Menschen mit Nebennierenschwäche besonders wichtig.

- Aber am allerwichtigsten ist es, zu spüren, wann es genug ist und zu lernen »nein« zu sagen, eine Grenze zu ziehen, Pausen einzulegen, sich zu erholen, einfach mal nichts zu tun. Oder Entspannungsübungen Raum zu geben wie Meditation, Qigong und Achtsamkeitsübungen, die auf eine Stressreduktion abzielen. Gehen Sie raus in die Natur. Ich weiß aus eigener Erfahrung, wie schwer es fällt, eine nicht zu Ende geführte Arbeit zu unterbrechen, es einfach mal gut sein zu lassen. Manchmal muss ich mich regelrecht zwingen, eine Pause einzulegen, einen Spaziergang zu machen oder etwas völlig anderes zu tun. In unserem Kulturkreis haben wir nicht gelernt, uns zu entspannen und mal durchzuatmen. Nichts tun wird schnell negativ ausgelegt. Dabei sind schöpferische Pausen für die Kreativität und besonders für unsere Gesundheit von entscheidender Bedeutung.

- Neben Hydrocortison kann eine Ergänzung mit DHEA, Progesteron und Melatonin sinnvoll sein.

- Als homöopathische Alternative kann bei leichteren Beschwerden und einem Mangel an Cortisol Cortisonum D4 (als Creme oder Globuli) helfen.

- Phytocortal-N® wirkt sich positiv auf die Nebennieren aus. Es handelt sich dabei um ein homöopathisches Komplex-Präparat (u. a. von Steierl Pharma). Es unterstützt die Nebenniere und regt die Produktion von Cortisol an. Sinnvoll ist je eine Kuranwendung pro Halbjahr.

4. Sexualität

Sexuelle Unlust, Schmerzen beim Geschlechtsverkehr, trockene Schleimhäute, Potenzprobleme, Impotenz

Im Alter nimmt nicht nur die Produktion wichtiger Sexualhormone ab, was zur Folge hat, dass das körperliche Verlangen nach Sex schwindet. Für sexuelle Lustlosigkeit und Libidoverlust sind hauptsächlich ein niedriger DHEA-, Testosteron- und Progesteronspiegel verantwortlich. Eine Östrogendominanz kommt häufig dazu.

Neben den Geschlechtshormonen sinkt auch der Oxytocin-Spiegel mit fortschreitendem Alter. Oxytocin, auch bekannt als »Kuschelhormon«, fördert die Lust auf Sex und steuert die Intensität des Orgasmus. Es erzeugt ein Gefühl der engen Verbundenheit, wie es auch zwischen einer stillenden Mutter und ihrem Baby entsteht. Neuerdings wird das Hormon auch mit einem altersbedingten Muskelschwund in Verbindung gebracht. Bei Mäusen reichte bereits eine Gabe von Oxytocin, um die Muskeln wieder zu verjüngen.

Der Testosteronspiegel einer 40-jährigen Frau ist nur noch halb so hoch ist wie bei einer Frau in den Zwanzigern. Bei Männern ist es ähnlich. Auch bei den anderen Geschlechtshormonen DHEA, Östrogen und Progesteron sieht es nicht besser aus. Es kommt vor, dass die DHEA-Bildung, immerhin ein wichtiges Vorläuferhormon für Testosteron, fast vollständig zum Erliegen kommt. Testosteron ist ausschlaggebend für die Durchblutung der Genitalien und für das Empfindungsvermögen der Klitoris und des Penis.

SEXUELLE LUSTLOSIGKEIT

Stress ist ein Sexkiller ersten Ranges. Männer geraten immer stärker unter Erwartungsdruck. Lustlosigkeit und Erektionsprobleme nehmen zu, was für viele Männer ein weiterer zusätzlicher Stressauslöser ist.

Aber auch für Frauen ist die Zeit rund um die Wechseljahre mit viel Stress verbunden. Oft ändert sich in dieser Zeit die gesamte Lebenssituation. Der Schlaf stellt sich, wenn überhaupt, nur noch stundenweise ein. Dazu kommen nächtliche Schweißausbrüche, Hitzewallungen, Scheidentrockenheit, Müdigkeit, Kopfschmerzen, schlechte Laune und ein immer dicker werdender Bauch – wahrlich keine gute Ausgangssituation für ein romantisches Tête-à-Tête. In der Praxis hört man oft Sätze wie »Eigentlich hätte ich gern mehr Sex, aber ich empfinde keine Lust mehr« oder »Während des Verkehrs habe ich nicht mehr die gleichen schönen Gefühle wie früher«. Die Anforderungen im Beruf und Alltag sind so groß und vielfältig, dass abends nur noch das Bedürfnis nach Ruhe herrscht. Lustgefühle kommen oft vollständig zum Erliegen und vielen Menschen ist das Buch auf dem Nachttisch näher als der Partner.

In dieser Phase hat mir das Buch *Zeit für die Liebe: Sex, Intimität und Ekstase in Beziehungen* von DIANA RICHARDSON sehr geholfen. Es ist eine emotional motivierende Anleitung zu einer erfüllenden Sexualität. Die Autorin schlägt u. a. vor: »Verabredet euch, um Liebe zu machen.« Es stimmt, wir verabreden uns für alles Mögliche: zum Essen, Theater- oder Kinobesuch. Da bleibt oft keine Zeit mehr für die Liebe. Nach einem üppigen Essen mit Wein steht einem meist nicht mehr der Sinn nach körperlicher Liebe. Wenn mich jemand fragen würde, ob ich spontan bin, würde ich das wahrscheinlich bejahen. Warum sich also nicht zum Liebemachen verabreden? Zugegeben, es war im ersten Moment ein wenig gewöhnungsbedürftig. Verlegenheit und Schüchternheit waren plötzlich ganz neue Empfindungen für mich, aber nach zwei, drei Verabredungen ist es ganz natürlich und für mich und meinen Mann zu einen wunderbaren Ritual geworden.

Geht ein Mann mit sexuellen Problemen zum Arzt, wird ihm wahrscheinlich Viagra empfohlen, einer Frau werden wahrscheinlich künstliche Hormone, Schlaftabletten und Antidepressiva angeraten. Bei nachlassender Hormonbildung gibt es eine bessere Lösung, um sexuelle Gefühle und eine verlässliche Erektion wiederzuerlangen.

WAS HILFT?

Durch eine Ausbalancierung der Hormone kann auch in diesen Bereich wieder Lebensfreude einkehren. Gravierende Probleme mit der Sexualität in den Wechseljahren lassen sich gut mit einer natürlichen Hormontherapie behandeln. Bei Scheidentrockenheit hilft Östriol. Bei Männern, aber auch bei immer mehr Frauen, verursacht ein sinkender Testosteron- und DHEA-Spiegel sexuelle Unlust. Oft reicht es, besonders bei Frauen, wenn der Therapeut fehlendes Testosteron durch DHEA ergänzt.

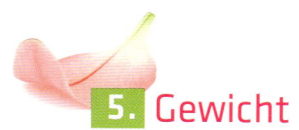

5. Gewicht

Übersäuerung, unerklärliche Gewichtszunahme, Fetteinlagerung

Ein entscheidender Grund für die Zunahme von Körpergewicht in der zweiten Lebenshälfte und insbesondere in den Wechseljahren ist neben einer Übersäuerung die Östrogendominanz zusammen mit einem Mangel an Progesteron. Dazu kommt oft noch eine Schilddrüsenunterfunktion (Hypothyreose). Das Ergebnis: Der Körper lagert immer mehr Fett und Wasser ein und verliert Muskeln und Knochenmasse.

Bis heute ist man der Meinung, dass hauptsächlich die Schilddrüse und der Cholesterinstoffwechsel für Übergewicht verantwortlich sind. Aber beim Älterwerden sinken als erstes die Progesteronwerte und die Insulinproduktion steigt an. Insulin ist ein fettspeicherndes Hormon und zusammen mit Östrogen sorgt es am Bauch, an Hüfte, Gesäß und Oberschenkeln für unschöne Fettansammlungen.

Zu viel Östrogen erleichtert die Einlagerung von Fett ins Gewebe, wobei der Fettanteil bei Frauen und Männern grundsätzlich unterschiedlich ist. Der gesunde Fettanteil bei Frauen im mittleren Alter (45 Jahre) sollte zwischen 25 % und 30 % ihres Körpergewichts liegen, bei Männern zwischen 20 % und 25 %. Hier gilt: Je schwerer ein Mann ist, desto mehr

Östrogene produziert er aus dem Fettgewebe. Bei Männern beginnt diese Entwicklung allerdings ein paar Jahre später als bei Frauen.

Ohne einen ausbalancierten Hormonhaushalt ist es langfristig schwierig, sein Gewicht zu halten. Leider ist darüber noch sehr wenig bekannt. Dabei gilt es inzwischen als wissenschaftlich erwiesen, dass der Appetit von unseren stärksten Lust- und Frustzentren im Gehirn gesteuert wird.

Das Hormon Leptin (griechisch: leptos = dünn) wird überwiegend im Fettgewebe produziert und zirkuliert wie alle Hormone im Blutkreislauf. Leptin ist verantwortlich für unser Sättigungsgefühl. Bei stark übergewichtigen Menschen funktioniert dieser Mechanismus aber nicht mehr. Trotz hoher Leptinausschüttung setzt kein Sättigungsgefühl mehr ein. Ihr Hungergefühl bleibt trotz großer Fettreserven bestehen, ein ähnlicher Mechanismus, wie wir ihn bereits bei einer Insulin-Resistenz kennen. Zu einer Insulinresistenz kommt es, wenn es das Insulin nicht mehr schafft, den Blutzucker richtig zu senken.

Meist verursacht durch Übergewicht oder Veranlagung. Leptin und Insulin arbeiten Hand in Hand. Indem Sie Ihren Insulinspiegel normalisieren, tun Sie gleichzeitig Gutes für eine bestehende Leptin-Resistenz.

Der Zusammenhang zwischen einer Insulin- und Leptinresistenz, hohem Blutzucker, in Verbindung mit Leberproblemen ist offensichtlich. Das Ziel sollte sein, ein Reset der Leptin- und Insulinresistenz zu erreichen. Erreicht wird dies durch Sport und Bewegung, Reduktion von Übergewicht und das Meiden von Nahrungsmitteln mit einem hohen glykämischen Index. Fruchtzucker (Fructose) wirkt sich dabei besonders nachteilig aus.

Man spricht davon, dass sich Fettleibige ähnlich wie Suchtkranke verhalten. Die Gehirnregionen, die mit dem Belohnungszentrum zusammenhängen, sind verändert. Das ist der Teil des Gehirns, der beim Sex, bei einem guten Essen oder bei Drogenkonsum aktiviert wird. Das Glückshormon Dopamin wird vermehrt ausgeschüttet, das uns motiviert, immer mehr davon haben zu wollen. Bei großem Übergewicht schrumpfen die Andockstellen für Dopamin, und die Menschen brauchen mit der Zeit immer stärkere Reize, um noch dieses Belohnungs- und Glücksgefühl zu spüren – sprich: Sie brauchen immer mehr Essen.

Dazu kommt ein weiteres typisches Verhaltensmuster, das Fettleibige und Suchtkranke von Normalgewichtigen unterscheidet: Ihnen fällt es schwer, langfristig zu planen. Stattdessen entscheiden sie impulsiv. Das erschwert dicken Menschen das Erlernen einer gesunden Ernährungsstrategie. Weitere Ursachen für eine rasante Zunahme sind Stress und Schlafmangel.

DIE SCHILDDRÜSE ALS TAKTGEBER

Die Schilddrüse ist als Taktgeber für den gesamten Stoffwechsel von enormer Bedeutung. Schilddrüsenhormone und Geschlechtshormone stehen in engem Zusammenhang und beeinflussen sich gegenseitig. Deshalb ist auch bei Problemen mit der Schilddrüse eine Ausbalancierung der Geschlechtshormone besonders wichtig. Fast jede Person, die mit Gewichtsproblemen kämpft, leidet an einer Unterfunktion der Schilddrüse und hat das Problem der mangelhaften Verwertung von Getreideprodukten, insbesondere von Gluten. Ein weiterer Punkt ist der hohe glykämische Index der meisten Getreideprodukte. Denn weniger bekannt ist, dass es einen Zusammenhang zwischen Essen von getreide- und stärkehaltigen Lebensmitteln und Hormonstörungen gibt. Besonders betrifft dies die Schilddrüsenhormone und die Hormone Insulin und Leptin. Das heißt nicht, dass man Zeit seines Lebens auf Brot und Getreideprodukte verzichten muss. Aber um die Hormonstörungen, die für Übergewicht verantwortlich sind, zu normalisieren, ist es sinnvoll, einige Zeit ganz auf diese Nahrungsmittel zu verzichten und sie langfristig zu reduzieren.

WELCHEN EINFLUSS HAT ERNÄHRUNG AUF UNSEREN HORMONSPIEGEL UND WELCHE MASSNAHMEN SIND BESONDERS GEEIGNET, UM DEN HORMONSTATUS AUFRECHTZUERHALTEN?

Zu diesem Thema habe ich den belgischen Hormonexperten DR. THIERRY HERTOGHE befragt.

DR. HERTOGHE: »*Das Wichtigste ist, gut zu essen. Ich empfehle die paläolithische Diät, auch bekannt als Steinzeit-Diät. Essen sollte man Gemüse, Obst, Fleisch (Hühnchen), Fisch, Gemüse, Beeren und Nüsse. Tabu sind Nudeln, Reis, Kartoffeln, Brot, Zucker, Schokolade, Milchprodukte, Softdrinks, Cola, aber auch Alkohol und Kaffee. Durch Alkohol am Abend werden nachts 75 % weniger Wachstumshormone gebildet, tagsüber wird durch Alkoholkonsum 30 % weniger Testosteron gebildet. Ich kenne viele Studien, die belegen, dass die Hormonbildung auch durch Kaffee und Alkohol beeinträchtigt wird. Ein Glas Alkohol und zwei Tassen Kaffee täglich erhöhen den Östradiolspiegel um 60 %! Das ist sehr ungesund für die gesamte Hormonbalance. Milchprodukte können Schilddrüsenmangel und eine Autoimmunthyreoiditis (Hashimoto) hervorrufen.*

Vollkornprodukte empfehle ich nicht, sie blockieren wichtige Enzyme. Und die darin enthaltenen Ballaststoffe entziehen dem Körper Östrogene, die dann mit dem Stuhl ausgeschieden werden. Gesprosstes Brot ist besser. Beim Keimen der Körner wird ein großer Teil der Stärke und Glukose verbraucht. Es überwiegt dann der positive und besser verdauliche Eiweißanteil, was entscheidend zur Verträglichkeit beiträgt. Die Vergiftung, die vom Darm herrührt, ist ein großes Problem: Da sich 70 % unseres Immunsystems im Darm befindet, hat eine Vergiftung auch Auswirkungen auf die Hormone.«

Was aber tun, wenn sich in den Wechseljahren einige Kilo zu viel angesammelt haben? In meinem Programm stelle ich Ihnen einfache und wirkungsvolle Maßnahmen vor, um der schädlichen Übersäuerung des Körpers entgegenzuwirken, den Organismus zu entgiften und durch gesunde Ernährung den Grundstein für ein gutes Gewichtsmanagement zu legen. Sollten die überflüssigen Pfunde zu stark stören, können Sie mithilfe einer einfachen Diät, die wirklich funktioniert, wieder Ihr Wunschgewicht erreichen und den Abnehmerfolg dauerhaft sichern (s. Seite 76).

LÄNGER LEBEN DURCH REDUZIERUNG VON »SCHLECHTEN« KOHLENHYDRATEN?

Ist es wirklich so einfach, mit einer Umstellung der Ernährung sein Leben zu verlängern und bis ins hohe Alter fit und gesund zu bleiben? Kann es sein, dass die Ernährung sogar Einfluss auf unser Jugend-Gen hat? Klingt fast zu schön, um wahr zu sein. Aber genau das hat CYNTHIA KENYON, eine US-amerikanische Molekularbiologin und Professorin an der UNIVERSITY OF CALIFORNIA in San Francisco mit ihren Studien nachgewiesen, die weltweit für Aufsehen sorgen.

CYNTHIA KENYON, die sich mit der Genetik des Alterungsprozesses befasst, konnte in ihren Untersuchungen beweisen, dass Kohlenhydrate direkt auf zwei wichtige Gene im Körper reagieren, die für die Langlebigkeit und Jugendlichkeit verantwortlich sind. Kohlenhydrate, bzw. Glukose, blockieren und beeinflussen diese Gene. Dieses Forschungsergebnis ist revolutionär! Denn dank der Forschungen von Kenyon sind keine neuen Medikamente nötig, sondern man muss nur die Aufnahme von Kohlenhydraten begrenzen, allen voran Fructose und Getreide. Bei Kenyons Experimenten mit Versuchstieren haben die Tiere, die nach diesen Vorgaben gefüttert wurden, nicht nur sechsmal länger gelebt, sondern bis zu ihrem Ende alle Lebensfunktionen ohne Beeinträchtigung aufrechterhalten.

»Diese »Arbeit hat unser Verständnis des Alterns revolutioniert«, erklärt JEFF HOLLY, Professor für klinische Wissenschaften an der Universität Bristol in der DAILY NEWS. »Vor zehn Jahren dachten wir, Alterung ist wahrscheinlich das Ergebnis eines langsamen Verfalls, eine Art Rost. Aber PROFESSOR KENYON hat gezeigt, dass es sich hierbei nicht um Verschleiß handelt, sondern dass Alterung durch Gene gesteuert wird.«

Ihre eigenen Forschungen haben Kenyons Lebensstil beeinflusst. Sie meidet jegliche Art von Zucker und Brot und bevorzugt Nahrungsmittel mit niedrigem glykämischen Index. Einzige Ausnahme: ab und zu etwas Bitterschokolade.

Meine Empfehlung: Der tägliche Fructose-Verbrauch sollte nicht über 25 g liegen, idealerweise bei 15 g. Das ist nicht viel, wenn man bedenkt, dass zwei Bananen oder 2 Datteln bereits 15 g Fructose haben.

6. Magen und Darm

Verdauungsprobleme, Unverträglichkeiten, verlangsamter Stoffwechsel

Eine lästige Begleiterscheinung der Wechseljahre ist ein träger werdender Stoffwechsel. Die Gründe sind neben einer Übersäuerung des Körpers hormonelle Veränderungen, die sich auch auf das Verdauungssystem auswirken mit Symptomen wie Verstopfung, Sodbrennen, aufgeblähter Bauch und schwache Verdauung.

In den Wechseljahren lässt die Verdauungskraft nach, d. h., Speisen werden nicht mehr so gut vertragen und sie brauchen sehr lange, um verdaut zu werden. Unwohlsein mit Völlegefühl und Blähungen nach dem Essen häufen sich und man kann keine große Mengen mehr essen. Ein weiterer Grund ist die nachlassende Progesteronproduktion. Viele Menschen mit Progesteronmangel erfahren Erleichterung durch eine Ergänzung mit bioidentischem Progesteron. Der geschwollene, schmerzhafte Bauch und Wassereinlagerungen verschwinden und Blähungen bessern sich.

Darüber hinaus ist es wichtig, den Stoffwechsel anzukurbeln, die Übersäuerung zu stoppen, die Ernährung umzustellen, Kohlenhydrate einzuschränken und Schwerverdauliches zu meiden.

Ein gesunder Darm sollte leer und der gesunde Bauch flach sein. Ein großes Problem in der heutigen Zeit sind Säureschlacken. Was nützen die teuersten und qualitativ besten Nahrungsmittel, wenn der Körper sie nicht verwerten kann? Ein übersäuerter Körper kann keine Nährstoffe aufnehmen. Daher empfehle ich, regelmäßig den Darm zu säubern und die Körpersysteme zu entgiften. Nur in einem gesunden Darm können sich förderliche Darmbakterien ansiedeln und nur ein gesunder Darm ist in der Lage, Nährstoffe zu verwerten. Das Ergebnis ist eine Anhebung des Energielevels, eine gute Immunabwehr und ein stabiles Gewicht.

DARMREINIGUNG UND DARMSANIERUNG

Bevor Sie den Darm mit Probiotika aufbauen, sollte Ihr Darm von Schlacken gereinigt sein. Ich empfehle Ihnen deshalb, mindestens einmal im Jahr eine Darmreinigungs-Kur durchzuführen. Das geht ganz einfach und kann heute in den normalen Berufsalltag integriert werden. Von der Wirkung her ist sie nicht zu unterschätzen. Eine Darmreinigung mit anschließender Verabreichung von Verdauungsenzymen bringt den Darm wieder auf Vordermann. Ein gesunder Darm setzt ungeahnte Energien frei. Man fühlt sich besser und schöner und viele Gesundheitsprobleme bessern sich ganz automatisch. Der Darm ist Sitz des Immunsystems und nur ein gesunder Darm kann Viren und Keime abwehren.

Es gibt mehrere Möglichkeiten, den Darm zu reinigen: Die reinigende Wirkung von Flohsamen ist bekannt. Bei Flohsamenschalen handelt es sich um eine Wegerichart. Sie sind reich an Ballaststoffen, haben eine große Quellfähigkeit, wodurch die Peristaltik des Darms angeregt wird. Sie haben kaum Kalorien und sind glutenfrei. Der Geschmack ist neutral, sodass man sie wohldosiert in Suppen, Müsli und zum Backen verwenden kann.

Für eine kurmäßige Darmreinigung geben Sie täglich 1 1/2 TL des Pulvers (Flohsamen) in 1 Glas Wasser und verrühren es gut. Damit es besser schmeckt, kann man auch einen Schuss zuckerfreien Apfelsaft dazugeben. Ideal ist, wenn Sie die Mischung gleich morgens trinken. Ergänzen können Sie chlorophyllhaltige Algen in Pulverform, z. B. Chlorella, Gerstengras und evtl. 1 TL Chia-Samen. Regelmäßig getrunken, reinigt das Getränk durch seine Ballaststoffe den Darm und hilft bei der Gewichtsabnahme. Die Flohsamen nehmen viel Flüssigkeit auf und quellen im Verdauungstrakt auf. Das sorgt für ein schnelleres Sättigungsgefühl, gute Verdauung und weniger Appetit.

Ein Smoothie oder der GOLDEN PROTEIN SHAKE kann als Frühstücksersatz getrunken werden. Einen Vorschlag finden Sie auf Seite 74.

Nach der Darmreinigung muss die Darmflora mit probiotischen Bakterien wieder aufgebaut werden. Dazu eignen sich verschiedene Bakterien wie Bifidobakterien, Lactobacillen wie Acidophilus und Enterococcus Faecium. Es gibt sie in praktischer Pulver- oder Kapselform. Während dieser Aufbauphase (ca. 4 Wochen) sollten Sie möglichst viel Gemüse, Obst und wenig Kohlenhydrate zu sich nehmen. Zucker, Kaffee, Alkohol und Fleisch sollte man während dieser Zeit stark einschränken.

Neue Forschungen in den USA haben gezeigt, dass »gute« Darmbakterien, also Probiotika, die im Darm entzündungshemmend wirken, Krankheiten verhindern und das Risiko für Darmkrebs verringern können. Diese probiotischen Bakterien spielen auch eine wichtige Rolle gegen Fettleibigkeit und verbessern den Stoffwechsel.

Eine Studie der University of California aus dem Jahre 2016 hat gezeigt, dass die entzündungshemmenden Eigenschaften probiotischer Bakterien in Verbindung mit Darmbakterien die Entwicklung bestimmter Krebsarten verlangsamen oder sogar stoppen können. Der Leiter der Studie, PROF. ROBERT SCHIESTL, konnte beweisen, dass es einen

Leinsamenschrot

Leinsamenschrot unterstützt Magen und Darm durch die darin enthaltenen Schleimstoffe. Leinsamenschrot regt durch die Vergrößerung des Darmvolumens die Verdauungstätigkeit an. Der Inhalt kann dadurch schneller transportiert werden. Vergessen Sie nicht, reichlich zu trinken. Leinsamenschrot kann in einem Müsli oder beim Brotbacken verwendet werden.

Leinsamenmehl

Leinsamenmehl ist hervorragend für die Low-Carb-Küche geeignet. Der Eiweißgehalt ist hoch, der Kohlenhydratanteil sehr gering. 100 g Leinsamenmehl haben nur 6 g Kohlenhydrate. Sie können bis zu 20 % des regulären Mehls durch Leinsamenmehl ersetzen. Leinsamenmehl ist glutenfrei. In meinem Buch »Die hCG Diät – und jetzt« zeige ich anhand vieler Rezepte, wie Sie ohne Mehl und Zucker leckere Kuchen und Desserts machen können und wie man sich dauerhaft gesund ernährt, ohne auf gutes Essen verzichten zu müssen.

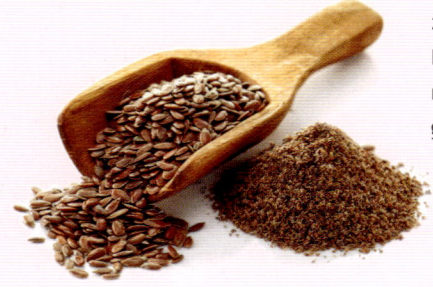

Zusammenhang gibt zwischen der Darmflora und dem Auftreten von Lymphomen (Lymphdrüsenkrebs) und dass Mikrobiotika helfen, das Auftreten von Krebs zu verzögern oder gar zu verhindern.

Es ist deshalb sinnvoll, Probiotika einzunehmen und die Darmbakterien mit ihren entzündungshemmenden Eigenschaften zu stärken. Entzündungen spielen nicht nur bei Krebs eine wichtige Rolle, sie werden auch mit vielen anderen Krankheiten in Verbindung gebracht wie Herzerkrankungen, Arthritis, Rheuma, Lupus und alle Arten von degenerativen Erkrankungen. Chronische Entzündungen beschleunigen zudem den Alterungsprozess ganz erheblich.[4]

WAS HILFT?

Neben speziellen Probiotika gibt es einige Nahrungsmittel, die einen günstigen Einfluss auf die Darmbakterien haben und sich gleichzeitig positiv auf das Körpergewicht auswirken:

- Unter den Milchprodukten nimmt Kefir eine Sonderstellung ein. Kefir ist als »Getränk der Hundertjährigen« bekannt und stammt ursprünglich aus dem Nordkaukasus sowie Tibet. Das probiotische Sauermilchgetränk entsteht in einem Gärungsprozess durch Hefepilze und Milchsäurebakterien. Kefir ist leicht verdaulich, regt die Darmtätigkeit an und enthält viele Vitamine, vor allem aus der Gruppe der B-Vitamine.

  Immer mehr Menschen reagieren allergisch auf die verschiedenen Proteine in Milchprodukten oder haben eine Laktoseintoleranz, d. h., ihr Körper kann Milch (-Produkte) nicht verdauen. Milchtrinken fördert Akne und kann zu Hormon-Dysbalancen führen. Mandel- und Kokosmilch sind empfehlenswerte Alternativen.

- Ein Tipp, falls Sie unter Verdauungsstörungen, Völlegefühl, Blähungen oder trägem Darm leiden. Pflanzliche Bitterstoffe (Tropfen) können schnell Hilfe bringen. Sie können u. a. Extrakte aus Aronia-Saft, Wermutkraut, Süßholzwurzel, Gelbwurz, Kurkuma, Safran, Brennnesselblättern, Angelikawurzel, Tausendgüldenkraut, Myrrhe, Baldrian, Eberwurz, gelbem Enzian, Wermut, Zimt und Kardamom enthalten.

- Sauerkraut und andere fermentierte Lebensmittel wie Kimchi, Miso, Tempeh und Kombucha-Tee sind probiotisch und enthalten wertvolle Nährstoffe.

- Spirulina und Chlorella-Algen haben probiotische Effekte, die die nützlichen Bakterien im Darm vermehren und zudem entgiftend wirken.

- Wenn Sie gerne Hülsenfrüchte (Bohnen, Linsen, Kichererbsen etc.) essen, aber danach immer unter Blähungen leiden, hilft Asa foetida, Gewürzmischung mit Kurkuma. Es findet in vielen ayurvedischen Rezepten Verwendung. Es fördert die Verdauung und hilft bei Krämpfen, Schmerzen und Tumoren im Bauchraum. Asa foetida sparsam verwenden und vor dem Würzen der Speisen in etwas Öl oder Flüssigkeit erhitzen.

- Ab und zu ein Stück dunkle Schokolade – sie soll probiotische Eigenschaften besitzen.

7. Haut und Haare

Dünne, faltige, trockene Haut, dünne Haare, Haarausfall, Glatzenbildung

Das sichtbarste Zeichen beginnender Wechseljahre ist eine alternde Haut. Sie wird dünner und faltiger und an einigen Stellen erschlafft sie. Dies alles ist zum größten Teil auf ein Versiegen von Östrogen, aber auch auf einen Rückgang von HGH (Wachstumshormon), DHEA und Testosteron zurückzuführen. Auch ein zu hoher oder sehr niedriger Cortisolspiegel sowie Progesteronmangel können dafür verantwortlich sein.

Die Zellerneuerung verlangsamt sich und die Fähigkeit der Haut, Fett und Feuchtigkeit zu speichern, nimmt ab. Sie verliert an Elastizität und wird trocken. Es kommt zu einem Verlust von Kollagen, Hyaluronsäure und anderen Substanzen. Dabei reagiert Kollagen besonders empfindlich auf einen schwindenden Östrogenspiegel, was bei sehr schlanken Frauen häufiger der Fall ist. Bioidentisches Östrogen kann die Elastizität und Dicke der Haut sowie die Feuchtigkeitsbindung wieder erhöhen. Progesteron sorgt ebenfalls für schöne Haut und Haare. Haarausfall kann z. B. an einem Hormon- und Mineralienmangel und, sehr häufig, an einer Schilddrüsenunterfunktion liegen.

Der Zustand Ihrer Haut, Ihres Bindegewebes und Ihrer Haare verrät sehr viel über Ihre Vitalität, Ihr biologisches Alter und Ihren Gesundheitszustand. Was lässt unsere Haut schneller altern? Oxidativer Stress und freie Radikale sind neben dem Nachlassen der Hormone ein weiterer wichtiger Grund für die Hautalterung. Alters- und Pigmentflecken sind ein äußeres Anzeichen; wir rosten sozusagen von innen. UV-Strahlung, Nikotin, schlechte Ernährung, ungesunder Lebenswandel, Übergewicht, Schlafstörungen und zu viel Stress setzen nicht nur der Haut zu.

CHEMIE IN KÖRPERPFLEGEMITTELN

Geht man davon aus – und Studien belegen es –, dass Frauen pro Tag etwa 12 Kosmetik- und Körperpflegemittel verwenden, kann von einer täglichen Dosis von 168 verschiedenen Chemikalien ausgegangen werden. Männer benutzen weniger Pflegemittel, deshalb liegt die Zahl bei ca. 85 Zusatzstoffen. Die meisten davon sind hormonaktiv und man nutzt sie täglich und ein Leben lang. Hormonaktive Substanzen, auch endokrine Disruptoren genannt, hält der Körper fälschlicherweise für Hormone und entsprechend greifen sie in unsere fein abgestimmte Hormonbalance ein. Bereits kleinste Mengen haben weitreichende Auswirkungen. Hormonell wirksame Substanzen und Chemikalien werden in Kosmetika vor allem als Konservierungsmittel oder UV-Filter eingesetzt. Die Weltgesundheitsorganisation (WHO) bezeichnet hormonelle Schadstoffe sogar als »globale Bedrohung«. Nahezu jedes dritte Kosmetikprodukt in Deutschland enthält hormonell wirksame Chemikalien. Das geht aus einer 2013 vom Bund für Umwelt und Naturschutz Deutschland (BUND) veröffentlichten Studie hervor. Die Studie wertet Angaben zu Inhaltsstoffen von insgesamt mehr als 60.000 Körperpflegeprodukten aus. Als Verbraucher kann man sich mit einer App helfen, die der BUND kostenlos zur Verfügung stellt. Mit der »ToxFox-App« können Sie den Barcode von Kosmetikprodukten scannen und sofort zu erkennen, ob hormonell wirksame Stoffe enthalten sind.

Auch die verdeckte Gefahr von Pestiziden in Gemüse und Obst ist heimtückisch, denken wir doch bei Obst und Gemüse, dass wir gesunde Lebensmittel essen. Aber Obst und Gemüse wachsen auf Böden, Bäumen und Sträuchern, die mit Pestiziden gespritzt werden. Da nützt auch gründliches Waschen vor dem Verzehr nichts. Keiner weiß, wie viele dieser giftigen Stoffe eingesetzt werden und wie sich dieser Giftcocktail langfristig auf unsere Gesundheit auswirkt. Ein Skandal ist, dass die Verwendung von Pestiziden legal ist

und viele Ärzte die Stoffe mit gesundheitlichen Problemen in Verbindung bringen wie vermehrte Allergien, reduzierte Spermienqualität, verfrühte Pubertät und Krebs.

Angesichts der rasanten Zunahme von Allergien und Unverträglichkeiten wird es immer wichtiger zu erfahren, welche Stoffe wir in und an unseren Körper lassen.

Ich will es am Beispiel von Paraffinum Liquidum (Paraffin- oder Mineralöl, flüssiges Paraffin) deutlich machen. Paraffin wird aus Erdöl gewonnen oder synthetisch hergestellt und sorgt für glatte und geschmeidige Haut. Auch die teuren Edelmarken arbeiten mit Paraffin. Für die Anwender birgt die Substanz bei längerem Gebrauch bedenkliche gesundheitliche Risiken. Nicht nur, dass sich der Stoff mit der Zeit im Körper anreichert und Leber und Niere belastet, er schwächt den Säureschutzmantel und trocknet auf Dauer die Haut aus. In einer guten Kosmetik sind Paraffinum Liquidum und PEG/PEG-Derivate (in Cremes und Salben enthalten) sowie Sodium Laureth Sulfate (schaumbildend, in Reinigungsprodukten enthalten) tabu.

Aber es gibt auch Cremes, die einen positiven Einfluss auf die Hormone haben und der Haut wieder die fehlenden Bestandteile zurückgeben, die mit der Zeit verloren gegangen sind. Erinnern Sie sich noch an Marika Rökk und die gute alte »Hormocenta«-Creme? Sie war damals die beliebteste Creme und machte für die Frauen wirklich einen Unterschied.

Der Grund – sie enthielt natürliches Progesteron, was in den 1950er Jahren noch möglich war, da es damals nicht verschreibungspflichtig war. Heute ist eine Creme mit natürlichem Progesteron nur auf Rezept zu bekommen.

Alternativen dazu bieten die Homöopathie oder energetische Verfahren, bei denen nur die Information von Progesteron verwendet wird und nicht die Substanz selbst.

UNERWÜNSCHTER HAARWUCHS

Warum nur wachsen Frauen im Laufe der Wechseljahre diese lästigen, unschönen, dicken, dunklen Haare an Kinn und Oberlippe? Der Grund ist oft genetisch bedingt, ein weiterer Grund liegt an der veränderten Hormonlage mit Progesteronmangel und einem Überwiegen der männlichen Hormone. Der Körper bzw. die Nebennierenrinde bildet die benötigten Hormone dann aus DHEA, was zu einer vermehrten Bildung von männlichen Hormonen führt. Zu viele raffinierte Kohlenhydrate verstärken zusätzlich die Bildung männlicher Hormone. Natürliches Progesteron kann hier helfen.

Haarausfall (Alopezie) ist ein weiteres Übel für viele Frauen, aber auch für Männer in den Wechseljahren. Hier überwiegen oft die Hormone Testosteron und Östrogen bei gleichzeitig fehlendem Progesteron. Weitere Faktoren sind eine Östrogendominanz und eine Schilddrüsenunterfunktion. Mineralienergänzung mit Selen, Zink, Silicea, Chrom, Magnesium, B-Vitaminen, OPC, eine Nahrungsergänzung mit hochwertigen Aminosäuren sowie ein Stoppen der Übersäuerung können helfen.

8. Gelenke

Gelenkbeschwerden, Arthritis, Arthrose, Fibromyalgie, Osteoporose

Fast die Hälfte aller Frauen, aber auch viele Männer, leiden während der Wechseljahre und dem Älterwerden an Gelenkproblemen wie Arthritis, einer entzündlichen Gelenkserkrankung, häufig verursacht durch bakterielle Keime im Gelenk, die zu einer Entzündung führen.

Rheuma, Arthrose, Steifigkeit der Gelenke oder auch Fibromyalgie sind weitere Gelenkserkrankungen. Fibromyalgie ähnelt in vielem den Beschwerden der Wechseljahre. Es handelt sich dabei um eine chronische, schmerzhafte Erkrankung der Muskeln und des Bindegewebes mit wechselnden Lokalisationen und Symptomen wie Morgensteifigkeit, Antriebs- und Konzentrationsschwäche, Schlafstörungen, Kribbel- und Taubheitsgefühle, druckempfindlichen Händen und Füßen und Wetterfühligkeit. Häufig fühlt sich das Gesicht geschwollen an. Gelenkschmerzen wie Arthrose, Rheuma, wandernde Gelenkbeschwerden, Fibromyalgie, Karpaltunnelsyndrom (KTS) oder Überbein (Ganglion) sind oft hormonell bedingt oder die Hormone sind an ihrem Entstehen beteiligt. Meist wird ein Mangel an Progesteron, Östrogen und DHEA festgestellt sowie eine Störung der Schilddrüse.

Der Grund für Arthrose liegt in einem Abbau der Knorpelstrukturen verschiedener Gelenke. Die Schmerzen sind zumeist stechend und können besonders am Anfang einer Bewegung stark sein. Nicht selten kommt es zu Entzündungen, die den Knorpelabbau noch verstärken. Geht man zum Arzt, werden Knorpelaufbauspritzen und Schmerzmittel empfohlen. Wenn Schmerzmittel nicht mehr helfen, wird zu einer Operation und als letzten Ausweg zu einem künstlichen Gelenk geraten.

WAS HILFT?

- Im ersten Schritt den Progesteron-, Vitamin-D- und K-Mangel ausgleichen.

- Anschließend den Körper entsäuern. Sie brauchen ein paar Monate Geduld, doch die Mühe lohnt sich! Trinken Sie vor dem Essen 1 Glas Wasser mit Basenpulver, Zeolith oder Natron ($NaHCO_3$), um einer Übersäuerung entgegenzuwirken. Eine deutliche Schmerzlinderung tritt bereits nach kurzer Zeit ein. Abfallstoffe und Säuren können mit der Zeit durch geeignete Maßnahmen neutralisiert werden.

- Tierisches Eiweiß meiden, pflanzliche Proteine, z. B. aus Reis-Hanf- und Erbsenproteinen, bevorzugen.

- In der Natur gibt es einige Substanzen, die bei Gelenkschmerzen eine gute Wirkung zeigen und helfen können, Entzündungen einzudämmen:

- MSM (Methylsulfonylmethan), organischer Schwefel, kann bei Gelenkschmerzen helfen. Es stärkt den Knorpel und lindert Schmerzen.

- Beinwell (Symphytum officinale) wird äußerlich angewendet, wirkt schmerzstillend.

- Krillöl mit Astaxanthin wirkt antientzündlich. Es ist ein starkes Antioxidans. Das gleiche gilt für Omega-3-Fettsäuren.

- Weihrauch (Boswellia serrata) hilft bei Entzündungen, Schwellungen und Steifigkeit in den Gelenken.

- Die afrikanische Teufelskralle ist ein bewährtes Mittel bei Arthrose und Rheuma.

- Zink, Mangan sowie die Vitamine D3, C, K und E unterstützen die Behandlung einer Entzündung. Besonders viel Vitamin E ist enthalten in Weizenkeimöl, Reiskleie und kaltgepressten Samenölen (Lein-, Raps-, Distel- oder Palmöl). Auch Nüsse, Samen, Vollkorn und grünes Blattgemüse sind Vitamin-E-haltig.

- Bor ist ein Spurenelement, das sich positiv auf Wechseljahrsymptome auswirkt. Es kann u. a. den Östrogen- und Testosterongehalt auf natürliche Weise im Blut erhöhen. Bor fördert die gesunde Knochendichte und bekämpft durch seine antientzündliche Wirkung Schmerzen in den Gelenken (Arthritis). Es begünstigt die Absorption und Verwertung von Kalzium und kann so zur Besserung von Osteoporose und anderen Gelenkserkrankungen beitragen. Darüber hinaus verbessert es die geistigen Fähigkeiten wie Erinnerungsvermögen und Aufmerksamkeit. Auch auf Nerven, Psyche und Motorik wirkt es sich positiv aus. Enthalten ist es in Blattgemüse, Nüssen, Birnen, Rosinen, Äpfeln, Trauben, Pflaumen, Avocados, Rotwein, Körnern, Fleisch, Fisch. Man erhält Bor als Nahrungsergänzung.

- Bei Osteoporose sollte man seinen Alkohol- und Kaffeekonsum einschränken. Rauchen schadet der Knochendichte.

- Bewegung fördert das Knorpelwachstum. Menschen, die sich viel bewegen, leiden nur halb so oft unter Arthrose wie Bewegungsmuffel.

- Bei Arthritis und Arthrose helfen die Heilpilze Maitake und Shiitake.

- Und last but not least hat eine gesunde Ernährung entscheidenden Einfluss auf Gelenkserkrankungen.

- Machen Sie bei Beschwerden einen Speicheltest, um festzustellen, ob ein Hormonungleichgewicht vorliegt. Je nach Ergebnis sollte mit bioidentischen Hormonen behandelt werden.

Osteoporose (Osteopenie = Vorstufe) betrifft Frauen weit häufiger als Männer. Dabei handelt es sich um eine Verringerung der Knochendichte, die bei einem Sturz zu Knochenbrüchen führt. Ursache sind hormonelle Veränderungen wie Progesteronmangel, aber auch Übersäuerung und Bewegungsmangel. Bei Verdacht auf Osteoporose sollte erst ein Hormonspeicheltest durchgeführt werden, um dann einen natürlichen Hormonausgleich herbeizuführen. In den meisten Fällen wird immer noch mit Östrogenen behandelt, was aber der falsche Ansatz ist. Ein Hormonausgleich, allen voran natürliches Progesteron, hilft, die knochenbildenden Zellen wieder aufzubauen. Dr. John R.

Lee konnte nachweisen, dass durch eine ängere Ergänzung mit natürlichem Progesteron 15 % neue Knochenmasse entstehen können. Aber auch andere Hormone sind wichtig wie z. B. Vitamin D und DHEA.

Durch eine ausreichend hohe Dosierung von Vitamin D besonders bei Frauen nach den Wechseljahren kann das Risiko für Osteoporose und Knochenbrüche um bis zu 30 % gesenkt werden (Heike Bischoff-Ferrari, Altersforscherin von der Universität Zürich). Vitamin D ist wichtig für den Kalzium- und Knochenstoffwechsel. Mehr zu Vitamin D und einen Anwendungsvorschlag finden Sie auf Seite 62.

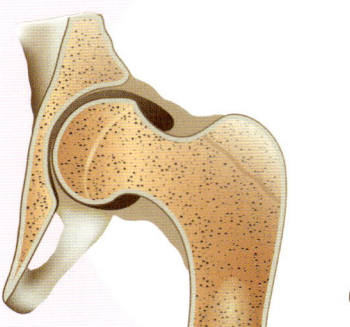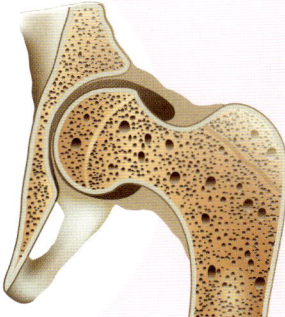

Abb. 6. Osteoporose: links gesunder Knochenzustand, rechts von Osteoporose angegriffener Knochen

9. Innere Organe

Harndrang, Inkontinenz, Prostatabeschwerden

Gerade in den Wechseljahren sind Hormone ursächlich für Beschwerden der inneren Organe, z. B. der Blase, verantwortlich. Progesteron und Östriol helfen in den meisten Fällen. Ein Mangel des Botenstoffs ADH (Synonyme: Antidiuretisches Hormon oder Vasopressin) kommt selten vor. Es steuert den Wasserhaushalt im Körper und ist für die Konzentration des Harns in der Niere verantwortlich. Bei Nachlassen oder Fehlen des Hormons wird die Blase ständig mit Harn gefüllt.

Wenn man mehr als einmal nachts raus muss, ist das nach ärztlicher Meinung bereits behandlungsbedürftig. Die meisten Menschen nehmen das Übel als gegeben hin und wissen nicht, dass es sich behandeln lässt. Die häufigste Ursache ist eine Überaktivität der Blase oder eine zu kleine Blase, um die Harnmenge zu speichern. Bei einer zu kleinen Blase sollte man abends nicht mehr viel trinken. Bei einer Blasenreizung helfen die natürlichen Hormone Progesteron und Östriol. Der Blasenmuskel wird wieder gestärkt und die Beschwerden verschwinden.

NÄCHTLICHE HARNFLUT, INKONTINENZ, REIZBLASE

Wenn man nachts mehr Wasser lässt als tagsüber, spricht man von nächtlicher Harnflut (Polyurie). Die Ursache kann eine Störung des Hormons ADH (Antidiuretisches Hormon) sein, aber auch Krankheiten wie Diabetes, Nieren- oder Herzerkrankungen können zu Harndrang während der Nacht führen. Hier muss die Behandlung am Grundleiden ansetzen und, falls das nicht erfolgreich ist, eventuell Vasopressin ergänzt werden. Aber auch hier können Progesteron und Östriol einiges bewirken.

Eine der Hauptgründe für das nächtliche Wasserlassen liegt oft an einer übermäßigen Flüssigkeitszufuhr. Schränken Sie das Trinken abends ein und programmieren Sie sich darauf, die Nacht durchzuschlafen.

Wenn man über Jahre um seinen guten Schlaf gebracht wird, muss man mit gesundheitlichen Folgen rechnen. Der Urologe PROF. DR. HANS CHRISTOPH KLINGLER hat festgestellt, dass Patienten, die nachts häufig raus müssen, etwa doppelt so häufig unter Depressionen, Stimmungsschwankungen, Tagesmüdigkeit und Konzentrationsschwäche leiden wie Menschen, die durchschlafen können.

Inkontinenz betrifft sowohl Frauen als auch Männer und es ist extrem unangenehm, wenn beim Husten, Niesen, Lachen oder Sport unwillkürlich Harn abgeht. Oder wenn der Harndrang so plötzlich und intensiv kommt, dass man das Gefühl hat, ihn nicht länger zurückhalten zu können. Ich kenne Frauen, die sich nicht mehr trauen, ins Kino oder ins Konzert zu gehen, weil sie zwischendurch auf die Toilette müssen. Dies verunsichert extrem und die Lebensqualität leidet darunter.

Ein anderes lästiges Problem ist die Reizblase. Man hat ständig das Gefühl, auf die Toilette zu müssen, der Urin geht aber nur tröpfchenweise oder in kleinen Mengen und extrem langsam ab. Das Gefühl der nicht richtig entleerten Blase kann sehr unangenehm sein. Häufig kann man diese Beschwerde nach einer Gebärmutterentfernung beobachten. Der Grund ist ein zu niedriger Hormonspiegel.

Die wenigsten wissen, dass der Blasenschließmuskel durch eine Ergänzung mit natürlichem Progesteron und Östriol gestärkt werden kann. Manchmal fehlt auch DHEA. Viele Frauen haben nach der Geburt ihrer Kinder eine erschlaffte Beckenbodenmuskulatur und können daher ihren Beckenboden nicht mehr richtig anspannen. In meinem Programm finden Sie Übungen, die neben einer hormonellen Stimulation auch die Muskulatur des Beckenbodens stärken. Einfach zwischendurch mehrmals täglich für einige Minuten die Muskulatur anspannen und wieder locker lassen. Es kann sogar sein, dass sich mit dieser kleinen Übung Ihre sexuelle Lust wieder einstellt.

Inkontinenz ist kein Schicksal, das man hinnehmen muss. Es gibt viele Behandlungsmethoden, darunter verhaltenstherapeutische Maßnahmen, spezielle Beckenbodenübungen, Akupunktur, Homöopathie mit Mitteln wie Pulsatilla oder Zincum Metallicum.

Auch bei Männern kann die Inkontinenz während der Wechseljahre zunehmen. Eine Vergrößerung der Prostata kann dafür verantwortlich sein, aber auch ein zu dicker Bauch vergrößert den Druck auf Bauch und Blase. Hier hilft Abnehmen und natürliches Progesteron. Prostatabeschwerden entstehen auch durch Progesteronmangel oder einen Mangel an Zink.

SIE ERKENNEN EINE VERGRÖSSERUNG DER PROSTATA AN FOLGENDEN SYMPTOMEN:

- Schwierigkeiten beim Wasserlassen
- dünner und unergiebiger Harnstrahl
- häufiges Urinieren mit unangenehmem Nachtröpfeln
- nächtlicher Harndrang

ERKRANKUNGEN DER PROSTATA

Eine gutartige Vergrößerung der Prostata (Prostatahyperplasie) kommt häufig ab dem 50. Lebensjahr vor. Dihydrotestosteron (DHT), welches durch Umwandlung aus Testosteron entsteht, ist an einer vergrößerten Prostata und anderen Beschwerden beteiligt. In der Folge wird der Urinstrahl dünner, die Entleerung schwierig und unvollständig. Durch eine Ausbalancierung mit natürlichen, bioidentischen Hormonen kann eine Vergrößerung der Prostata verhindert werden.

Es gibt eine interessante Theorie, die sich in der naturheilkundlichen Behandlung bewährt hat. Sie geht davon aus, dass Prostataerkrankungen durch eine Übersäuerung ausgelöst und gefördert werden. Die Prostata und das Sperma des Mannes sind basisch. Durch eine Vergrößerung der Prostata kommt es zum Kontakt mit dem Austreten (Diffundieren) von Säuren des Enddarms. Diese Säuren sorgen für eine Entzündung und ein Anschwellen der Prostata. Bei den meisten Menschen ist der Darm durch falsche Ernährung mit zu viel Fleisch und Zucker übersäuert. Ein pH-Wert von z. B. 5,5 ist für die basische Prostata eindeutig zu sauer (normal ist ein neutraler Wert von ca. 7 Verstopfung verstärkt das Problem zusätzlich.

Die Therapie besteht aus einer Entsäuerung mit basischen Mineralien und dem Aufbau einer gesunden Darmflora. Es gilt, das basische Ursprungsmilieu wieder herzustellen.

Wie das geht, zeige ich auf Seite 38.

Die altersbedingt nachlassende Hormonproduktion wird durch Stress und eine ungesunde Lebensweise noch gefördert. Das Gewicht nimmt langsam, aber stetig zu und durch Fetteinlagerungen vergrößert sich der Brustumfang. Nicht nur die Zeugungsfähigkeit lässt nach, auch die Lust auf Sex wird weniger, vielleicht auch, weil nichts mehr geht. Im schlimmsten Fall wird aus dem Verlust der Libido Impotenz.

TESTOSTERON

Testosteron gehört wie DHEA zur Gruppe der Androgene. Es ist das wichtigste männliche Geschlechtshormon und bewirkt die Reifung der Spermien. Es ist zuständig für Muskelkraft, Leistungsfähigkeit, Kondition und den Energiehaushalt. Ein ausreichender Testosteronspiegel sorgt für ein positives Lebensgefühl mit viel guter Laune, langanhaltender Energie, Spannkraft, Ausdauer und Leistungsfähigkeit. Auch die Durchsetzungskraft und die Lust auf Sex werden durch genügend Testosteron gesteigert. Die Stressresistenz nimmt zu. Man kann seine Bedürfnisse mit Nachdruck durchsetzen. Testosteron verbessert die Knochendichte und ist gut für das Herz, besonders für den Herzmuskel. Insgesamt baut und stärkt Testosteron die Muskeln und reduziert Fett. Es ist wichtig für den Fettstoffwechsel und fördert die Fettverbrennung. Darüber hinaus schützt Testosteron vor Diabetes und unterstützt wichtige Funktionen im Gehirn wie Erinnerungsvermögen, Stimmung und Reduzierung von Ängsten.

Bei den meisten Männern kann man ab dem Alter von 45 Jahren erste Beschwerden aufgrund eines sinkenden Testosteronspiegels feststellen. In den USA wird seit vielen Jahren die natürliche Hormonergänzung erfolgreich angewendet. Dort ist es schon lange kein Geheimnis mehr, dass gerade eine Ergänzung mit Testosteron oder DHEA die Gesundheit schützen und viel zu einer neu erwachten Lebensfreude beitragen kann.

Testosteron findet man am Ende der Skala des Hormonstoffwechsels, deshalb ist es oft ausreichend und sinnvoll, mit der Vorstufe, dem DHEA, zu therapieren. DHEA ist ein Vorläuferhormon mit eigenen wichtigen Funktionen im Hormongeschehen und kann u. a. in Testosteron umgewandelt werden.

Testosteron hat durch die teilweise unverantwortliche Anwendung von Anabolika mit synthetischem Testosteron nicht den besten Ruf. Natürliches Testosteron hat mit diesen künstlichen Formen nichts zu tun. Doch es ist sehr schwer, ein einmal bestehendes Vorurteil abzubauen. Dazu kommt die Angst vor Prostatakrebs: Tatsache ist, dass durch die Gabe von natürlichem Testosteron kein Risiko für Prostatakrebs besteht. Es ist eher so, dass Prostataerkrankungen auftreten, wenn der natürliche Testosteronspiegel zu sinken beginnt. Umgekehrt gilt: Die Prostata ist Beobachtungen zufolge dann am gesündesten,

wenn die Testosteronproduktion am höchsten ist. Anders macht es auch keinen Sinn, denn wenn es stimmt, dass ein hoher Testosteronspiegel das Krebsrisiko erhöht, was machen all die jungen Männer, die in ihrer Jugend nur so vor Testosteron strotzen? Sind sie alle krebsgefährdet?

Wenden Sie sich an einen Arzt, der sich mit natürlicher Hormontherapie auskennt und bei einer ausgiebigen Anamnese die Ursachen Ihrer Beschwerden erforscht und Sie dann bestmöglich begleitet. Auch für Männer ist ein ausgeglichener Hormonhaushalt und genügend Testosteron entscheidend, um Vitalität, Lebensfreude und Gesundheit zu steigern. (Mehr dazu s. Seite 136.)

WAS HILFT?

PROGESTERON Ganz allgemein kann Progesteron die Beschwerden während der Andropause (die männlichen Wechseljahre) lindern. Als Gegenpol zum Testosteron ist Progesteron bei Männern für die Gesunderhaltung der Prostata wichtig, bremst ihr Wachstum und schützt gleichzeitig vor Prostatakrebs. Es gleicht die vielen östrogenhaltigen Stoffe aus der Umwelt aus, die auch bei Männern zu einer Östrogendominanz führen können.

NATÜRLICHE WIRKSTOFFE FÜR DEN MANN
Pflanzliche Substanzen stimulieren auf natürliche Weise die Bildung von Testosteron und

erhöhen den Testosteronspiegel. Sie sind natürlich auch für Frauen geeignet, deren Testosteronspiegel zu niedrig ist. Einzelne Substanzen speziell für den Mann beinhalten Nährstoffe, die einem vorzeitigen Alterungsprozess entgegenwirken können und den Mann in der Andropause unterstützen. Sie wirken sich auch belebend auf das Sexualleben aus. Mittlerweile sind gute und sinnvolle Zusammenstellungen von Wirkstoffen erhältlich, die sich ergänzen und insgesamt eine sanfte Stimulation der Hormonproduktion darstellen.

TRIBULUS TERRESTRIS

Der Hauptwirkstoff von Tribulus terrestris ist Protodioscin, eine natürliche Substanz, die die Hirnanhangdrüse durch die Ausschüttung von LH (Luteinisierendes Hormon) stimuliert, um bis zu 50 % mehr Testosteron zu bilden. Dabei soll die körpereigene Bildung von Testosteron nicht unterdrückt werden.

GINSENG – DIE WUNDERWURZEL

Die größte Wirkung wird dem amerikanischen Ginseng zugeschrieben: Ginseng kann die Spermienanzahl und die Beweglichkeit der Spermien verbessern und zu einer längeren Erektion beitragen. Ginseng und der Heilpilz Cordyceps stimulieren die Adrenalinausschüttung, was für eine Erektion und auch für die Dauer der Erektion wichtig ist. Ginseng stärkt außerdem das Herz, den Kreislauf und das zentrale Nervensystem. Wirklich eine erstaunliche Wurzel!

Long Jax oder Malaysischer Ginseng ist als Aphrodisiakum und Potenzmittel bekannt. Er regt die Testosteronproduktion an.

GINKGO BILOBA

Die Wirkstoffe des Ginkobaums fördern die Durchblutung und erweitern die Blutgefäße, sodass Mangeldurchblutung und die Verklumpungsgefahr des Blutes gesenkt werden können. Für die Erektion ist eine verbesserte Durchblutung elementar.

SÄGEPALME (SERENOA REPENS, SABAL SERRULATUM)

Die ölhaltigen roten Früchte der Sägepalme wurden schon von den Ureinwohnern Nordamerikas als Nahrungs- und Stärkungsmittel genutzt. Neben der Ausbalancierung der Hormone können die Früchte der Sägepalme regulierend auf den Hormonhaushalt einwirken und die Umwandlung von Testosteron in das für das Prostatawachstum verantwortliche Dihydrotestosteron (DHT) blockieren bzw. seinen Abbau beschleunigen. Zahlreiche

Studien belegen, dass Sägepalmextrakt bei einer gutartigen Prostatavergrößerung oder bei Beschwerden der ableitenden Harnwege helfen kann. Sägepalmbeeren sind auch wirksam bei Entzündung der Prostata, bei Blasenstörungen, Diabetes, Erkrankungen der Brust, geschwollenen Schleimhäuten, Infekten und Bronchitis. Die Beeren sollen beiUnfruchtbarkeit und Impotenz helfen und die Libido stärken. Eine weitere Folge, die durch die Umwandlung von Testosteron in Dihydrotestosteron geschieht, ist, dass dabei die Haarwurzeln/Haarfollikel geschädigt und geschwächt werden. Mit der Zeit verkümmert die Haarwurzel, was beim Mann zur Glatzenbildung führen kann.

AFRIKANISCHER PFLAUMENBAUM (PYGEUM AFRICANUM)

Der in Afrika beheimatete Pflaumenbaum enthält drei verschiedene Wirkstoffe, die die Prostata schützen und für den Erhalt einer gesunden Prostata sorgen: Beta-Sistosterol hemmt die Bildung der Prostaglandine, die eine Schwellung und Entzündung in der Prostata auslösen können. Terpene haben eine abschwellende Wirkung und Ferulasäure wirkt einer Vergrößerung der Prostata entgegen, indem sie das Hormon Prolactin ausgleicht. Traditionell wird Pygeum in Afrika bei Harnbeschwerden eingesetzt.

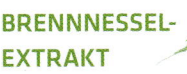

BRENNNESSEL-EXTRAKT UND KÜRBISKERNE

Die Wirkstoffe von Brennnessel und Kürbiskernen ergänzen und unterstützen die Wirkung von Sägepalmbeere und Pygeum africanum, z. B. bei Problemen beim Wasserlassen als Folge einer vergrößerten Prostata. In Kombination mit natürlichem Vitamin C, Vitamin E, Vitamin-B-Komplex, Zink, Mangan, Magnesium, Selen, Kupfer, Nachtkerzenöl, Ginseng und Gelée Royal kann auch beim Mann die Hormonbildung gefördert werden.

BESONDERE MASSNAHMEN FÜR DEN MANN

■ Für den Mann ist Zink eine besonders wichtige Ergänzung. Wie auch natürliches Progesteron kann es bei einer Testosteronbehandlung die Umwandlung von Testosteron in Östrogene verhindern. Zink ist Bestandteil vieler Enzyme und Co-Faktoren. Es hat Einfluss auf den gesamten Stoffwechsel sowie auf die Wachstums- und Sexualhormone. Außerdem ist es wichtig für die Zellteilung und den Proteinstoffwechsel.

■ Auch bei Männern ist ein Hormonspeicheltest eine geeignete Maßnahme, um bei schweren oder länger anhaltenden Beschwerden einen eventuell vorhandenen Hormonmangel festzustellen.

Exkurs L-Arginin

L-Arginin zählt zu den semi-essenziellen Aminosäuren, d. h., der Körper kann sie nur in eingeschränktem Maß selbst herstellen. Aminosäuren sind unentbehrlich für Stoffwechselvorgänge im Körper. Sie transportieren und speichern Nährstoffe wie Wasser, Fette, Kohlenhydrate, Proteine, Mineralstoffe und Vitamine. Bildet der Körper bei hoher Belastung L-Arginin nicht in ausreichender Menge, kann das zu einer Einschränkung oder dem Verlust der Leistungsfähigkeit führen.

Je besser der Körper mit L-Arginin versorgt ist, desto aktiver kann das so wichtige Stickstoffmonoxid gebildet werden. Dieses wirkt sich positiv auf die Blutzirkulation und die Nährstoffverteilung im Muskelgewebe aus. Darüber hinaus wird Zellwucherungen und Krankheiten vorgebeugt. Durch Arteriosklerose, Bluthochdruck, Diabetes, schwere Operationen und Verletzungen, aber auch bei Stress und mit zunehmendem Alter ist der körpereigene Bedarf erhöht und sollte durch die Einnahme von L-Arginin in Pulverform, Tabletten oder Kapseln ergänzt werden.

In Nahrungsmitteln ist L-Arginin in Nüssen enthalten, vor allem in Walnüssen und Cashewnüssen. Es ist aber auch in Weizenkeimen, Haferflocken, Hühnerfleisch, Garnelen und Thunfisch zu finden. Allerdings ist es schwierig, die empfohlene Tagesdosis nur über die Ernährung abzudecken.

Der tägliche Bedarf liegt bei 2 bis 5 g. Verzehrempfehlung: Einmal täglich einen Messlöffel (2 g) L-Arginin-Pulver in ein Glas Wasser einrühren. Es gibt auch Shakes, die L-Arginin enthalten.

DIE WIRKUNG VON L-ARGININ

- gesunder Muskelaufbau
- beugt Gefäßverkalkungen vor (Arteriosklerose)
- unterstützt die Blutzirkulation in den Gefäßen
- reguliert den Blutzuckerspiegel
- stärkt das Immunsystem
- wirkt leistungssteigernd
- verbessert die Durchblutung der Kapillaren (z. B. bei Tinnitus nach einem Hörsturz)
- wirkt Haarausfall entgegen
- hilfreich bei Insulinresistenz
- unterstützt die Fettverbrennung
- hilfreich bei Potenz- u. Erektionsstörungen. Dabei hat sich, wie japanische Studien belegen, die Kombination von 80 mg L-Arginin und 120 mg Pinienrindenextrakt besonders bewährt (ohne Nebenwirkungen).

WEITERE MASSNAHMEN

- Eine Mischung spezieller Heilpilze wie Cordyceps, Reishi kann bei leichteren Beschwerden überzeugen. Auf die Heilpilze gehe ich im Rahmen meines Programmes auf Seite 59 näher ein.

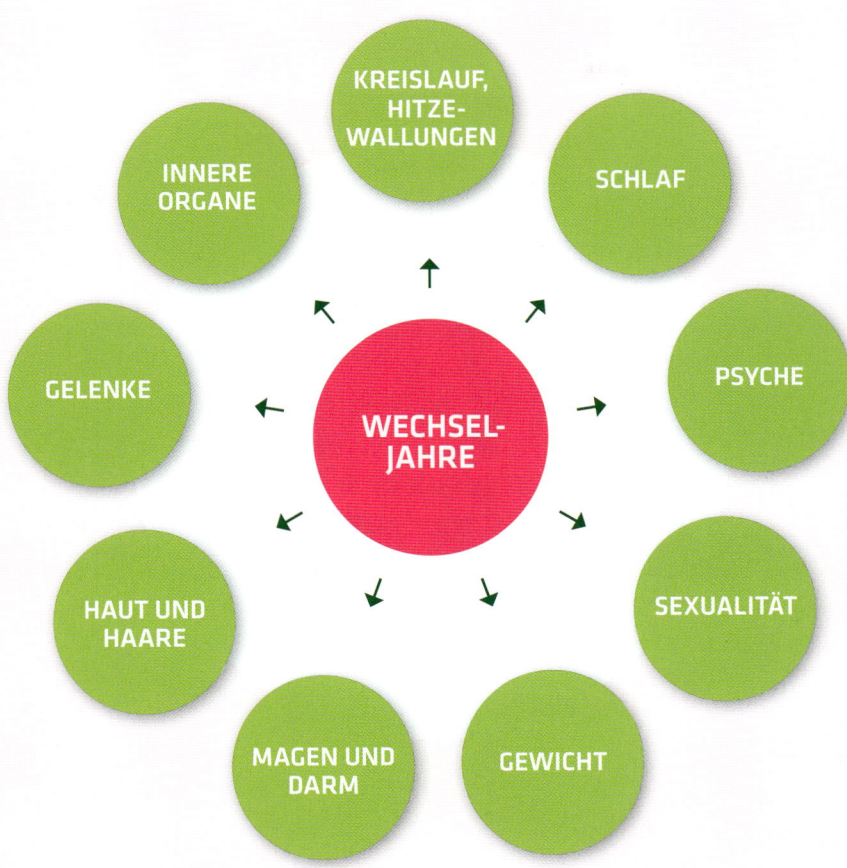

KREISLAUF,
HITZE-
WALLUNGEN

SCHLAF

INNERE
ORGANE

PSYCHE

WECHSEL-
JAHRE

GELENKE

SEXUALITÄT

HAUT UND
HAARE

MAGEN UND
DARM

GEWICHT

Abb. 7.   Die 9 Bereiche, die von den Wechseljahren beeinflusst werden können

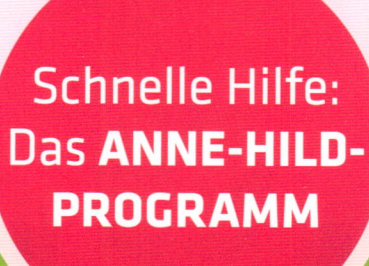

Schnelle Hilfe: Das **ANNE-HILD-PROGRAMM**

Nachdem ich ausführlich erläutert habe, welche Beschwerden sowohl Frauen als auch Männer in den Wechseljahren haben können und welche die spezifischen hormonellen Ursachen dafür sind, stelle ich Ihnen mein Konzept vor, dass Ihnen helfen kann, gut durch die Zeit der Wechseljahre zu kommen.

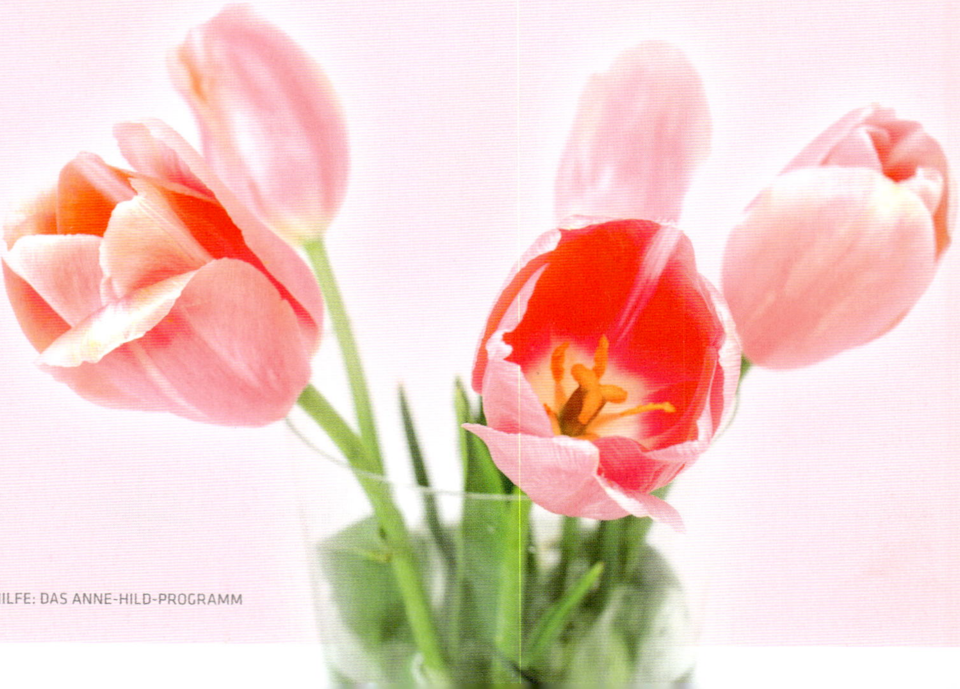

Das von mir entwickelte Programm dient dazu, die ersten Anzeichen und Beschwerden bereits zu Beginn der Wechseljahre anzugehen. Dabei lege ich besonders Augenmerk auf natürliche Substanzen und leicht anwendbare Maßnahmen. Die vier Bausteine des Programms sind aufeinander abgestimmt und sorgen im Zusammenspiel dafür, das körperliche Wohlbefinden während der Wechseljahre zu erhalten oder wiederzuerlangen.

DIE POSITIVEN AUSWIRKUNGEN MEINES PROGRAMMS

- beschwerdefreie Wechseljahre
- natürliche Stimulierung und Regulierung des körpereigenen Hormonspiegels
- Stärkung und Verjüngung des Organismus
- Wiedererreichen und Halten des gewünschten Körpergewichts
- ausgeglichener Säure-Basen-Haushalt
- wirkungsvolles Bewegungsprogramm
- Entspannung durch Meditation

Wenn Ihre Beschwerden heftiger sind, über längere Zeit auftauchen und mein Programm nicht ausreichend für Linderung sorgt, kann es sein, dass Ihr Hormonsystem zu stark aus dem Gleichgewicht geraten ist. In diesen Fällen empfehle ich einen Hormonspeicheltest, um Klarheit über den aktuellen Hormonstatus zu bekommen.

Der Test ist einfach und zu Hause durchzuführen: Sie geben eine Speichelprobe in einem kleinen Röhrchen ab und senden es zur Analyse an ein Labor. Nach zehn bis vierzehn Tagen erhalten Sie die Resultate und je nach Anbieter eine laienverständliche Erklärung der Ergebnisse. Mit dem Testergebnis konsultieren Sie dann einen Arzt oder Therapeuten, der sich in der Behandlung mit naturidentischen oder homöopathisch potenzierten Hormonen auskennt.

Auf meiner Webseite *www.hormony.de* finden Sie ein Netzwerk mit Ärzten und Therapeuten in Ihrer Nähe, die die natürliche Hormontherapie anwenden. Auf der Webseite können Sie auch einen Hormonspeicheltest bestellen.

BIN ICH IN DEN WECHSELJAHREN?
[Fragebogen]

**WIE KOMME ICH AUF NATÜRLICHEM WEG
DURCH DEN HORMONELLEN WANDEL?**

DAS ANNE-HILD-WECHSELJAHR-PROGRAMM

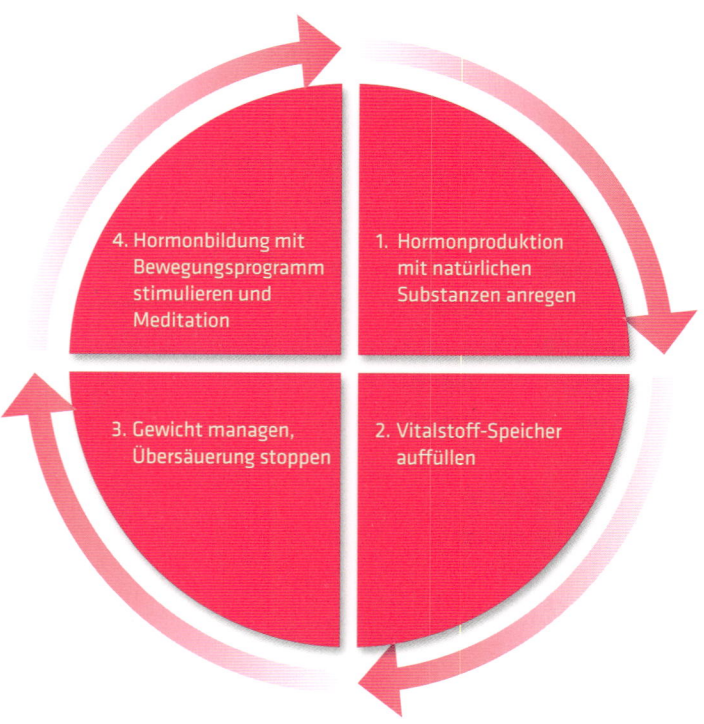

Bei stärkeren Beschwerden: Hormonlevel mit Speicheltest bestimmen.
Bei Bedarf Ergänzung mit naturidentischen oder homöopathisch potenzierten
Hormonen in Absprache mit Ihrem Arzt/Therapeuten.

Abb. 8.   Das Anne-Hild-Programm

1. BAUSTEIN

Hormonproduktion mit natürlichen Substanzen anregen

In der Natur gibt es zahlreiche Substanzen, die die Vitalität und das Hormongleichgewicht auch in schwierigen Phasen unterstützen. Viele davon sorgen für eine hormonelle Balance oder sind geeignet, die natürliche, körpereigene Produktion von Hormonen anzuregen und damit typische leichte, meist anfängliche Beschwerden und Auswirkungen der beginnenden Wechseljahre zu lindern.

Dies gilt sowohl für Frauen als auch für Männer. Durch eine geeignete Hormonprophylaxe kann das Hormonsystem gestärkt werden, bevor eine wirkliche Therapie mit natürlichen Hormonen notwendig wird.

VITALPILZE

Vital- oder Heilpilze stellen eine natürliche Möglichkeit dar, die Hormonbildung sanft anzuregen und den Körper zu verjüngen. Sie sind ein wahres Wunder der Natur. Das traditionelle Wissen über ihre Anwendung kommt meist aus China und Japan. Immer mehr aktuelle Studien weltweit befassen sich mit der Wirkung der Heilpilze. Sie wirken, wie andere Pflanzen und Nahrungsmittel, nicht »gegen« spezielle Krankheiten. Ihre Besonderheit besteht vielmehr darin, dass sie ausgleichend (homöostatisch) wirken und dadurch für das Gleichgewicht im menschlichen Organismus sorgen. Heilpilze sind vor allem ein natürliches und äußerst wirkungsvolles Mittel der Hormonprophylaxe. Sie lindern Beschwerden, die durch die hormonelle Umstellung während der Wechseljahre ausgelöst werden. In Kombination z. B. mit Rhapontik (Sibirischer Rhabarber) und Salbeiextrakt helfen sie gegen Hitzewallungen und andere typische Wechseljahrbeschwerden.

NATÜRLICHE SUBSTANZEN ZUR UNTERSTÜTZUNG DER HORMONBILDUNG

- Vitalpilze
  - Reishi
  - Igel-Stachelbart
  - Maitake
- Sibirischer Rhabarber (Rhapontik)
- Salbeiextrakt

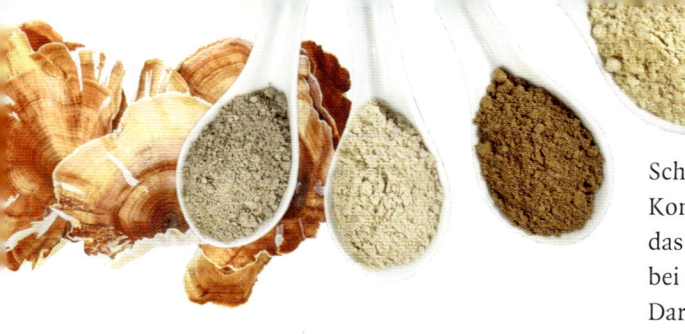

Schwindel, depressiven Verstimmungen und Konzentrationsschwäche. Hericium wirkt auf das Nervensystem, ähnlich wie Ginkgo, hilft bei Schlafstörungen sowie bei Magen- und Darmproblemen.

REISHI (GANODERMA LUCIDUM, GLÄNZENDER LACKPORLING)

In China gilt er als »göttlicher Pilz der Unsterblichkeit«. Seit über 4000 Jahren wird Reishi als wirksames Mittel für ein langes Leben eingesetzt. Er ist eine der zehn wichtigsten Pflanzen der traditionellen chinesischen Medizin und Ernährung.

Reishi wirkt immunregulierend, stärkt Leber, Nieren und Drüsen und hat zusammen mit anderen Heilpilzen, wie Maitake und Hericinum, einen positiven Einfluss auf die Hormonbildung. Er mindert arteriosklerotische Gefäßverengungen, senkt auf natürliche Weise zu hohes Cholesterin und stärkt das Herz. Zudem hat er einen beruhigenden Einfluss auf das Nervensystem, wirkt Stress entgegen und ist hilfreich bei Arthritis und Arthrose und Erkrankungen des Bewegungsapparates. Reishi erhöht die Lebenskraft und besitzt starke antioxidative Eigenschaften, wirkt also gegen freie Radikale.

IGELSTACHELBART (HERICIUM ERINACEUS)

Der wirksame Pilz hilft bei vielen typischen Beschwerden der Wechseljahre wie Hitzewallungen, Schweißausbrüchen, Herzklopfen,

MAITAKE (GRIFOLA FRONDOSA, KLAPPERSCHWAMM)

Der Pilz enthält wie alle Vitalpilze spezielle Polysaccharide (Mehrfachzucker, Glykane), die auf ihre krebshemmenden Eigenschaften untersucht wurden. Er stärkt die Knochen und kann dadurch Osteoporose vorbeugen. Maitake wird traditionell zur Regulation des Blutdrucks verwendet, ebenso zur Steigerung der Libido. Da er den Fettstoffwechsel beschleunigt, wird er bei Übergewicht als Unterstützung beim Abnehmen eingesetzt.

Neben den Vitalpilzen gibt es zwei weitere natürliche Substanzen, die sich in Kombination mit Heilpilzen bei leichten, typischen Wechseljahrbeschwerden bewährt haben:

SIBIRISCHER RHABARBER (RHEUM RHAPONTICUM, RHAPONTIK)

Die Wurzel des Sibirischen Rhabarbers hilft wirksam und gut verträglich bei Beschwerden wie Hitzewallungen, depressiven Verstimmungen oder Scheidentrockenheit. Dies ist auf seinen Östrogengehalt zurückzuführen.

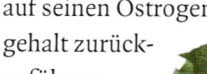
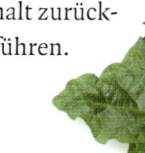

In Kombination mit Heilpilzen wird eine sanfte Stimulation der Hormonbildung erreicht.

SALBEI-EXTRAKT

Salbei kennt man durch seine antibakterielle Wirkung als wirksames Mittel bei Halsschmerzen und Entzündungen. Dass er auch bei Hitzewallungen sehr gut hilft, ist fast in Vergessenheit geraten. Doch Salbei zählt zu den potentesten Schweißhemmern überhaupt. Er vermindert nicht nur die Transpiration, sondern reguliert auch die Wärmesteuerung. Salbei gibt Energie und ist gut gegen Müdigkeit und Schlafstörungen.

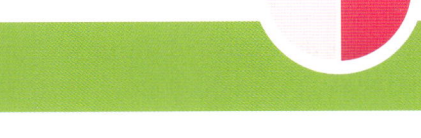

2. BAUSTEIN

Vitalstoff-Speicher auffüllen

Jeder Mensch braucht Nähr- und Vitalstoffe. Wie viel er davon benötigt, hängt von seinem Alter, der Lebensweise und den Lebensumständen und natürlich vom Gesundheitszustand ab. Einige kraftvolle Vitalstoffe können die ersten Beschwerden der Wechseljahre lindern und den Organismus bei der hormonellen Umstellung unterstützen.

Nahrungsergänzungsmittel werden von den Medien oft in ein schlechtes Licht gerückt mit Aussagen wie: »Eine gesunde, ausgewogene Ernährung liefert alles, was der Körper an Mikronährstoffen, Vitaminen und Mineralien braucht. Daher sind Vitamine und Mineralstoffe in Form von Nahrungsergänzungsmittel unnötig, ja sogar gefährlich.«

Auch unter den Experten gibt es zwei Lager: diejenigen, die Nahrungsergänzungen für völlig überflüssig halten, und jene, die die Meinung vertreten, dass wir ohne ausreichende Versorgung mit Vitaminen und Mineralstoffen einen Mangel erleiden, der uns schneller altern lässt. Die widersprüchlichen Positionen zu Nahrungsergänzungen liegen zum einen an den wirtschaftlichen Interessen der Hersteller und zum anderen daran, dass nicht differenziert wird zwischen Stoffen, die natürlich sind und den Körper unterstützen, und körperfremden Stoffen, mit denen der Körper nichts anfangen kann und die ihm sogar schaden. Nahrungsergänzungen, die aus natürlichen, qualitativ hochwertigen Rohstoffen hergestellt werden und sogar die sekundären Pflanzenwirkstoffe beinhalten, sind zwar etwas teurer als künstlich hergestellte Ergänzungen, dafür aber hundert Prozent gesünder.

Eine ausreichend hohe Dosierung der Nahrungsergänzungsmittel ist für eine gute Wirkung unabdingbar. Die Grenzwerte, die die Deutsche Gesellschaft für Ernährung herausgibt, sind oft zu niedrig, um wirklich einen positiven Effekt zu erzielen. In anderen Ländern, u. a. in den USA und den Niederlanden, sind die Grenzwerte für die tägliche Dosierung z. T. erheblich höher. Inzwischen setzt sich aber mehr und mehr die Erkenntnis durch, dass bei einzelnen Vitalstoffen eine höhere Dosierung sinnvoller wäre.

Gerade in der Zeit des Wechsels benötigt der Körper ausreichend Vitalstoffe, um den hormonellen Wandel gut bewältigen zu können. Unser körpereigener Speicher an Vitalstoffen ist jedoch in diesen Jahren häufig leer und deshalb empfehle ich, ihn gezielt aufzufüllen.

VITAMIN D3 (CHOLECALCIFEROL)

In unseren Breiten ist die Ergänzung von Vitamin D3 unverzichtbar. Denn in Mitteleuropa ist besonders im Winter eine ausreichende natürliche Bildung so gut wie unmöglich. In Nordeuropa haben mittlerweile fast 90 % der Erwachsenen einen Vitamin-D-Mangel.

Vitamin D, bekannt auch als Sonnenvitamin, ist sowohl ein Vitamin als auch ein Hormon, weshalb ihm, ähnlich dem Progesteron, eine Schlüsselrolle in der Prävention von Krankheiten zukommt. Progesteron und Vitamin D ähneln sich in ihrer biochemischen Struktur. Vitamin D stellt sozusagen einen Kreuzungspunkt zweier Substanzgruppen dar – denen der Vitamine und Hormone. Wie Hormone kann Vitamin D Vorgänge in der Zelle steuern und die Steuerung der Gene und der DNA entscheidend beeinflussen.

Vitamin D3 ist ein sogenanntes Prohormon. Viel Sonne und frische Luft regen die Vitamin-D-Produktion im Körper an. Es wird größtenteils mithilfe von UVB-Strahlen in der Haut gebildet und reguliert den Calcium- und Knochenstoffwechsel. In den letzten Jahren hat sich in der Vitamin D-Forschung viel getan. Forscher haben herausgefunden, dass ein Mangel dieses so wichtigen Hormons viele Zivilisationskrankheiten erst möglich macht: Diabetes, Herz-Kreislauf-Erkrankungen und Autoimmunerkrankungen, Tumorerkrankungen und neurologische Erkrankungen wie

Depressionen, Demenz und chronische Entzündungen.

Vitamin D reguliert den Knochenstoffwechsel (mit Vitamin K) und hat einen großen Anteil an der Steuerung des Immunsystems. Das zeigt sich in Krankheiten wie Diabetes und MS. Vitamin D steuert zudem die Aufnahmefähigkeit der Antioxidantien im Körper und fördert die Produktion der benötigten Mengen. Eine weitere wichtige Funktion von Vitamin D ist die Entgiftung: Es ist sozusagen die Putzkolonne der Zelle.

In der Nahrung finden sich nur geringe Mengen, z. B. in Lebertran, Fisch, Butter und Käse.

Getestet wird der Vitamin D-Spiegel am besten über eine Blutuntersuchung (25-Hydroxy-Vitamin-D-Spiegel, abgekürzt 25-OH-Vitamin- D). Bereits unter 30 ng/ml ist man unterversorgt und wenn der Wert unter 20 ng/ml fällt, spricht man von einem gravierenden Vitamin D-Mangel.

Für unser Thema besonders interessant ist die Einschätzung des Apothekers und Buchautors Uwe Gröber: »Im Alter lässt die Fähigkeit der Haut, Vitamin D über die Sonne zu bilden, um etwa 50 % nach. Ältere Menschen sind zudem häufig zu wenig an der frischen Luft. Eine gute Vitamin-D-Versorgung senkt auch das Risiko, an Brustkrebs zu erkranken. Für jede Frau, die an den Folgen von zu viel Sonne vorzeitig verstirbt, müssen 55 Frauen an Brustkrebs sterben, weil sie nicht genug in der Sonne waren! Übrigens gelten dieselben Zahlen für Männer und ihr Prostatakrebs-Risiko!«

Wenn Sie mehr über dieses so wichtige Hormon wissen möchten, empfehle ich Ihnen das Buch von Uwe Gröber und Michael Holick *Vitamin D – Die Heilkraft des Sonnenvitamins* Es ist sehr gut und verständlich geschrieben, hat eine übersichtliche Struktur und ist spannend zu lesen.

Ich bin davon überzeugt, dass wir mit einer Ergänzung von Vitamin D unsere Lebensqualität entscheidend verbessern und uns erfolgreich vor Krankheiten schützen können. Gründe genug, dieses so wichtige Prohormon langfristig zu ergänzen.

WICHTIGE VITALSTOFFE

- Vitamin D3
- Traubenkernextrakt (OPC)
- Vitamin B12
- Aminosäuren

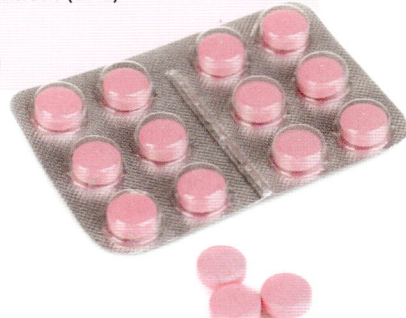

LEIDEN SIE NACHTS UNTER ...

- unruhigem Schlaf?
- plötzlichem Erwachen?
- Kältegefühlen?
- schmerzenden Beinen?
- Wadenkrämpfen?

TAGSÜBER:

- Sind Sie müde, schlapp, erschöpft und kraftlos?
- Zucken der Glieder? Zucken des Augenlids?
- Haben Sie Schwindelgefühle? Wann? Beim Aufstehen? Nach einer Anstrengung?
- Haben Sie des Öfteren das Gefühl, sich hinlegen zu müssen?
- Wird Ihnen öfter übel? Wann? Beim Aufstehen? Aus heiterem Himmel?
- Leiden Sie unter drückenden Kopfschmerzen?
- Wird der Schmerz durch Anstrengung verschlechtert?
- Leiden Sie unter Nackensteifigkeit?
- Ist langes Stehen für Sie unangenehm? Haben Sie dadurch Beschwerden,
  z. B. im Lendenwirbelbereich? In den Beinen?
- Reagieren Sie empfindlich auf direkte Sonneneinstrahlung?
- Haben Sie Beschwerden wie Sonnenallergie mit Hautjucken?
- Haben Sie öfters Kreislaufprobleme?
- Leiden Sie unter kalten Händen und Füßen?
- Sind Ihre Fingerspitzen schnell weiß?
- Weisen Ihre Fingernägel weiße Flecken auf?

*Finden Sie sich in mehreren Symptomen wieder, ist ein Vitamin-D-Mangel wahrscheinlich.
Bei Ihrem Arzt können Sie einen Vitamin-D-Test machen.*

DER ERGÄNZUNG VON VITAMIN D3

Die Dosierung hängt von der Körpergröße, dem Gewicht und dem Gesundheitszustand ab. Die Tagesdosis liegt bei einem gesunden Menschen, der keine Medikamente einnimmt, bei etwa 2000 bis 4000 IE Vitamin D (IE = International vereinbarte Maßeinheit). Die Anfangsdosis kann höher sein, je nachdem, wie viel Zeit im Freien verbracht wird und ob Medikamente eingenommen werden. Auch Übergewicht und Krankheit erfordern eine höhere Dosierung.

Noch ein Tipp: Gehen Sie viel an die frische Luft und nutzen Sie auch im Winter jeden Sonnenstrahl. Vitamin D kann nur durch unbedeckte Haut ohne hohen Sonnenschutz aufgenommen werden.

Mein Tipp: Die Handflächen, am besten mittags, für 10 Minuten in die Sonne halten. Der Gang ins Solarium, natürlich wohldosiert angewendet, kann im Winter eine Unterstützung sein.

Vitamin D steuert die Antioxidantien im Körper. Dies kann aber nur geschehen, wenn auch ausreichend Antioxidantien zur Verfügung stehen. Hierfür dient die zweite natürliche Substanz:

TRAUBENKERNEXTRAKT (OPC)

OPC (Oligomere Proanthocyanidine) ist das bekannteste natürliche Antioxidans. Es befindet sich in der Hülle nahezu aller Samen und schützt diese effektiv vor den Angriffen durch freie Radikale. Unter freien Radikalen versteht man besonders aggressive und reaktionsfreudige Sauerstoffmoleküle, die auf Dauer die Zellen und das Erbgut schädigen, wenn nicht genügend Antioxidantien zur Verfügung stehen. Die Energieproduktion der Mitochondrien, den sogenannten »Kraftwerken der Zellen«, wird durch freie Radikale gemindert. Dies hat zur Folge, dass die Reparatur schadhaften Erbguts und damit die Qualität der DNA beeinträchtigt wird. Dies führt auf Dauer zu Krankheiten und vorzeitiger Alterung. OPC hilft, dies zu verhindern.

OPC kann die Blut-Hirn-Schranke passieren und auch die Zellen im Gehirn schützen, was sich förderlich auf die Gehirngesundheit auswirkt. OPC hat die einzigartige Fähigkeit, die Neubildung von Kollagen anzuregen, dem wichtigsten Baustoff der Haut. Kollagen sorgt als wichtigstes Strukturprotein für ein straffes Körpergewebe und für sichtbar glatte Haut. Fältchen und auch Besenreiser können verschwinden, denn OPC stärkt die Venen. Traubenkernextrakte sind zudem eine wirkungsvolle Prophylaxe für alle Herzkreislauferkrankungen. Allein diese Eigenschaften machen OPC mit zunehmendem Alter und gerade in den Wechseljahren unentbehrlich.

WEITERE GESUNDHEITSFÖRDERNDE WIRKUNGEN VON OPC

- verbessert das Gewebe und die Blutzirkulation, stärkt die Blutgefäße
- senkt den Blutdruck
- hemmt und reduziert Entzündungen und das Wachstum von Krebs
- beschleunigt die Wundheilung
- entgiftet den Körper, Schwermetalle werden gebunden und ausgeschieden
- verbessert die Sehfähigkeit
- kann die zellschädigenden Wirkungen von Elektrosmog abmildern
- remineralisiert Karies an den Zahnhälsen
- OPC steigert die positiven Wirkungen von Vitamin A, C und E um ein Vielfaches!

Übrigens: Traubenkernextrakt kommt vermehrt auch in Rotwein vor. Deshalb ist ein Gläschen Rotwein durchaus zu empfehlen. Um aber eine ausreichende Versorgung mit OPC zu gewährleisten, müsste man täglich mindestens zwei bis drei Liter trinken, was durch den hohen Alkoholpegel und die Kalorienzufuhr gesundheitsschädigend wäre.

Es kann täglich in Kapselform und in Verbindung mit Bioflavonoiden und Vitamin C eingenommen werden, da diese es bioverfügbar machen und seine Wirkung verstärken. Es gibt OPC auch in Verbindung mit Resveratrol (kommt z. B. in Weintrauben, verschiedenen Beeren und Staudenknöterich vor).

In Eiweißdrinks ist die Tagesdosis von OPC bereits enthalten.

Empfohlen werden täglich zwei Milligramm reines OPC pro Kilogramm Körpergewicht, also 120 mg bei 60 kg. Bei körperlichen Belastungen können Sie das Doppelte oder Dreifache einnehmen – Nebenwirkungen sind nicht bekannt. OPC sollte vor oder zwischen den Mahlzeiten eingenommen werden, weil es sich sonst im Verdauungstrakt an Proteine bindet und dann nicht mehr ganz so frei verfügbar ist.

VITAMIN B

B-Vitamine (B1, B3, B6, B12 und Pantothensäure) sind wichtig für Nerven, Gehirn und Stimmung, sie helfen Herz und Gefäße zu schützen, unterstützen Haut und Haare sowie Regeneration, Wachstum und vieles mehr.

Allen B-Vitaminen ist gemeinsam, dass sie für Stoffwechselvorgänge grundlegend und unentbehrlich sind. Sie unterstützen die Wirkungen von Vitamin A, E, C und Beta-Karotin, fördern die geistigen Fähigkeiten und schützen die Nerven und das Herz. Für Menschen ab dem 50. Lebensjahr und für Vegetarier sind die B-Vitamine besonders wichtig und sollten immer zusätzlich eingenommen werden. Besonders wichtig sind Vitamine B1, B3, B6, B12 und Folsäure.

Vitamin B12 kann als einziges Vitamin der B-Gruppe im Darm gebildet und in der Leber gespeichert werden. Um Vitamin B12 aufnehmen zu können, muss im Magen das Molekül Intrinsic Factor produziert werden, was mit zunehmendem Alter nicht mehr ausreichend geschieht. Man vermutet deshalb heute bei vielen Menschen speziell in den Wechseljahren einen gravierenden Vitamin-B12-Mangel. Typische Symptome sind u. a. Blutarmut (perniziöse Anämie), Konzentrationsstörungen, Benommenheit bis hin zu Verwirrtheit, Depressionen und Nervenstörungen. Enthalten ist Vitamin B12 in Fisch, Fleisch, Käse, Miso, Brottrunk, Sauerkraut und der Spirulina-Alge.

AMINOSÄUREN

Besonders wichtig werden bei abnehmendem Hormonspiegel die Aminosäuren. Proteine (Eiweiße) sind aus Aminosäuren zusammengesetzt. Der Körper baut ständig mithilfe von Proteinen neue Zellen auf und alte Zellen sterben ab. Diesen Vorgang nennt man Proteinsynthese. Für den Aufbau neuer Zellen braucht der Körper Aminosäuren. Sie sind also unentbehrlich für alle Lebens- und Stoffwechselvorgänge.

Es gibt 22 Aminosäuren, davon sind acht essenziell (lebenswichtig). Diese werden vom Organismus unbedingt benötigt, aber er kann sie nicht aus elementaren Bestandteilen selbst aufbauen.

DIE ACHT ESSENZIELLEN AMINOSÄUREN SIND:

- L-Leucin
- L-Valin
- L-Isoleucin
- L-Lysin
- L-Phenylalanin
- L-Threonin
- L-Methionin
- L-Tryptophan

Fehlt dem Körper nur eine Aminosäure für die Zusammensetzung von Proteinen, ist die Funktion aller Proteine beeinträchtigt. Menschen unter Stress benötigen besonders viele Aminosäuren – und die Zeit der Wechseljahre ist für den Organismus eine Zeit mit erhöhtem Stress. Deshalb ist das Auffüllen des Aminosäuren-Speichers gerade in dieser Lebensphase so wichtig.

Viele proteinreiche Nahrungsmittel haben ein hohes Allergie-Potenzial, sind oft stark verarbeitet und pasteurisiert oder werden schlecht vertragen. Übermäßige Proteinzufuhr aus tierischem Eiweiß übersäuert den Körper und führt zu einem Mineralienverlust. Weil Proteine Stickstoff enthalten, entstehen bei der Zerlegung potenziell giftige Stickstoffabfälle, die von der Leber verstoffwechselt und von den Nieren ausgeschieden werden müssen. Unsere Verdauungskraft nimmt im

Alter ab. Viele Menschen können gerade in den Wechseljahren Eiweiße nicht mehr gut verdauen und leiden trotz ausreichender Nahrungszufuhr unter einer Mangelernährung. Dabei benötigt man im Alter ca. 20 % mehr Proteine als in jungen Jahren, um die Zell- und Geweberverluste auszugleichen und zu reparieren. Viele Menschen mittleren Alters sind zudem übergewichtig und leiden unter Wassereinlagerung, obwohl sie wenig trinken. Bedingt durch einen Mangel an Proteinen und Bewegung bilden sich die Muskeln zurück. Man war lange Jahre der Ansicht, dass wir zu viel Eiweiß zu uns nehmen, aber diese Meinung ist mittlerweile widerlegt. Heute gibt es gute pflanzliche Proteinmischungen, die das gesamte Aminosäurenspektrum enthalten und den Körper nicht übersäuern und belasten.

Mit dem Wissen um die ideale Ernährung stecken wir in dem Dilemma, dass wir zwar genügend Eiweiße essen sollten, aber Fleisch aus Massentierhaltung ethisch nicht länger vertretbar ist und darüber hinaus krank macht. Frischer Fisch aus Wildfang ist in unseren Breiten eher selten zu bekommen. Bohnen, Linsen und vegetarisches Eiweiß wird oft schlecht vertragen und enthält Soja. Ernähren wir uns vegan oder vegetarisch, fehlen oft wichtige Eiweißbausteine und B-Vitamine für die Zellbildung.

In den Wechseljahren wird Fleisch oft immer weniger gut vertragen und viele Menschen verspüren sogar keine Lust mehr auf Fleisch.

Dabei wäre es gerade für sie so wichtig, genügend Aminosäuren zur Verfügung zu haben. Was also tun?

ICH EMPFEHLE EINE KOMBINATION AUS DREI PFLANZLICHEN PROTEINEN:

▪ REISPROTEIN
Es enthält alle acht Aminosäuren in genau dem richtigen Mischverhältnis und viele der wichtigsten Mineralstoffe und Spurenelemente in hoher bioverfügbarer Qualität.

▪ ERBSENPROTEIN
Die »Eiweißbombe« unter den pflanzlichen Proteinen ist reich an 3-wertigem Eisen, was wichtig ist für die Resorption von Vitamin C. Darüber hinaus enthält Erbsenprotein die essentiellen Fettsäuren Omega 3 und Omega 6 im optimalen Verhältnis.

▪ HANFPROTEIN
Es bietet die höchstmögliche Bioverfügbarkeit unter den pflanzlichen Proteinquellen und enthält alle Aminosäuren in genau dem richtigen Mischverhältnis.

Durch Kombination dieser drei pflanzlichen Proteine wird der Proteinnährwert deutlich angehoben. Ideal ist z. B. ein Proteindrink, der ohne Soja, Molke und künstliche Zusatzstoffe hergestellt wird. Er sollte zudem die wichtigsten Vitamine, Mineralien, Spurenelemente und Enzyme in natürlicher Form beinhalten.

3. BAUSTEIN

Übersäuerung stoppen, gesund ernähren, Gewicht managen

Wir essen zu viel und meist das Falsche. Darüber hinaus blockiert ein Säureüberschuss die Nährstoffversorgung durch die Nahrung. Auch zugeführte Vitalstoffe können nicht richtig verwertet werden.

Viele wundern sich, warum sie gerade in den Wechseljahren nicht mehr so viel essen können wie früher. Nach dem Essen fühlen sie sich oft unwohl, träge und voll. Bei den meisten liegt das an einer Übersäuerung des Körpers.

Übersäuerung beginnt oft schleichend mit kleinen Unpässlichkeiten, die sich aber im Laufe der Zeit in wahre Zeitbomben verwandeln können. Die Gründe für eine Übersäuerung sind vielfältig: belastete Lebensmittel, einseitige Ernährung mit viel Fast Food, zu viel Zucker, Kaffee, Weizen, Alkohol, zu viel Stress, Schlafmangel, Medikamente, aluminiumhaltige Deos, Umweltgifte oder zu wenig Antioxidantien.

Überschüssige Säuren haben im Körper eine fatale Wirkung. Sie stoppen den Abbau von Fett und Kohlenhydraten, blockieren die Fettzellen und bremsen die Fettverbrennung. Eine weitere Folge der Übersäuerung ist ein ständiges Hungergefühl.

Säuren sind Stoffwechselprodukte, die im Zellinneren beim Abbau von Kohlenhydraten bei der Fettverbrennung und im Eiweißstoffwechsel entstehen. Der Säure-Basen-Haushalt wird vom Körper selbst reguliert, um einen gesunden pH-Wert zu erhalten. Dies gelingt über Atmung und Verdauung, den Blutkreislauf, die Hormone und einen ausgeglichenen Mineralienhaushalt.

SCHLEICHENDE ÜBERSÄUERUNG

Im Körper gibt es verschiedene pH-Werte: Das Blut ist relativ neutral, der Magen extrem sauer, der Dünndarm wiederum basisch. Der Körper sorgt hier für annähernd konstante pH-Werte, da diese lebensnotwendig sind. So schützt uns der saure Magen vor Bakterien, im Dünndarm ist für die Arbeit der Verdauungsenzyme ein basischer pH-Wert notwendig und eine pH-Wert-Änderung im Blut wäre eine akut lebensbedrohliche Situation.

Nur im Bindegewebe ist die Kontrolle des pH-Wertes nicht sehr gut: Dorthin verschiebt der Körper einen Säureüberschuss, wenn er nicht genug Basen zum Neutralisieren hat. So versucht er – oft über viele Jahre und Jahrzehnte hinweg – eine Übersäuerung zu kompensieren. Das gelingt auch eine Zeit lang erstaunlich gut. Die ersten Symptome stellen sich schleichend ein. Man fühlt sich anfangs »nur« ein wenig schlapp, müde und antriebslos. Im Laufe der Zeit kommen dann die verschiedensten Befindlichkeitsstörungen dazu wie Kopfschmerzen, Haarausfall, Muskelverspannungen, saures Aufstoßen, Blähungen, Verdauungsprobleme, langsamer Stoffwechsel mit Gewichtszunahme und nach Diäten der gefürchtete Jo-Jo-Effekt. Im Bindegewebe zeigt sich die Übersäuerung als Cellulite. Der Körper lagert aber auch Schlacken in den Gelenken ab, die zu Arthritis und Arthrose führen. Der Körper verschlackt immer mehr, bis er sich regelrecht selbst vergiftet.

Wie lange er diesen Zustand kompensieren kann, hängt von der individuellen Konstitution, dem Lebensstil und den persönlichen Reserven ab. Stress und Medikamente verstärken eine Übersäuerung erheblich.

Die gute Nachricht lautet: Der Körper ist in der Lage, sich selbst zu heilen, und diese Selbstheilungskräfte sollten wir nicht unterschätzen. Das geht aber nur, wenn wir den Körper dabei unterstützen. Ein erster wichtiger Schritt ist, die Säureschlacken und Gifte, die sich über lange Zeit im Gewebe abgelagert haben, zu beseitigen. Besonders nach dem Versiegen der monatlichen Blutung ist Entgiftung besonders wichtig, da der Körper nun nicht mehr die Möglichkeit hat, über die Blutung Gifte loszuwerden.

Zur Überprüfung des Säure-Basen-Haushaltes eignen sich pH-Teststreifen aus der Apotheke. Mit diesen können Sie unkompliziert und genau den pH-Wert im Urin feststellen. Ein Wert unter 7 steht für Säure, ein Wert über 7 für Base. Ist er gleich 7, spricht man von einem neutralen pH-Wert. Der Teststreifen wird gleich morgens nach dem Aufstehen und abends in den Mittelstrahl des Urins gehalten. Dabei verfärbt sich das Indikatorpapier von hellgelb (sauer) bis dunkelblau (basisch).

Ein gesunder pH-Wert sollte morgens zwischen 6,2 und 6,8 und abends zwischen 6,8 und 7,4 liegen. Schwankungen sind normal und abhängig von der aufgenommenen Nahrung und der Tageszeit. Morgens ist der Urin saurer, weil die über die Nacht angesammelten Säuren ausgeschieden werden.

EMPFEHLUNGEN FÜR EINE LANGFRISTIGE ENTSÄUERUNG DES KÖRPERS

- Um einen ausgeglichenen Säure-Basen-Haushalt zu erreichen, empfehle ich Ihnen als Einstieg möglichst zwei Wochen lang 70 % basische und nur 30 % säurehaltige Lebensmittel. Basische Lebensmittel sind z. B. alle Arten von Gemüse, Salate, Kräuter, Obst, auch ungeschwefelte Trockenfrüchte, Samen und Nüsse, Vollkorn-Dinkel, Kartoffeln, Proteinshakes aus pflanzlichen Aminosäuren, Basentee.

- Generell sollte man auf Säurebildner wie Zucker, Limonaden und Weißmehl verzichten. Fleisch, Wurst, Käse, Kaffee, Alkohol nur in Maßen. Soja ist keine Alternative, da es den Hormonhaushalt stört.

- Basenkapseln oder Pulver unterstützen den Prozess. Eine günstige und dennoch wirkungsvolle Methode, um Säureschlacken loszuwerden, ist die Anwendung von Natron (NaHCO3), auch bekannt unter folgenden Bezeichnungen: Natriumhydrogencarbonat, Kaiser Natron, Natriumbikarbonat. Natronwasser ist mild alkalisch und sorgt im Blut für einen basischen Puffer. So können Abfallstoffe und Säuren neutralisiert und eliminiert werden.

  Dazu 1 TL Natron in 200 ml Wasser (Zimmertemperatur) auflösen und 15 bis 30 Minuten vor dem Essen trinken. Bitte nur Wasser verwenden und keine sauren Flüssigkeiten wie Säfte. Und nie nach dem Essen trinken, da sonst die sauren Magensäfte neutralisiert werden und die Verdauungskraft eingeschränkt wird.

- Basenbäder, ein- bis zweimal in der Woche, helfen zusätzlich, die Schlacken aus dem Körper auszuleiten.

- Chlorella- und Spirulina-Algen sind wahre Wunder der Natur und unterstützen die Ausleitung.

- Verwöhnen Sie sich oder, besser noch, lassen Sie sich verwöhnen! Gönnen Sie sich ab und zu einen Saunabesuch, ein Dampfbad, ein Entspannungs- oder Entschlackungsbad, Massagen, Lymphdrainage und Fußreflexzonenmassage. Fasten- oder Ayurveda-Kuren sind ebenfalls ideal.

- Trinken Sie täglich mindestens 1,5 bis 2 Liter stilles Wasser, am besten nicht zum Essen, sondern möglichst zwischen den Mahlzeiten oder eine halbe Stunde vor dem Essen. Das nimmt Heißhungergefühle und verwässert die Verdauungssäfte nicht.

Mein Tipp: Geben Sie den ausgepressten Saft von einer Orange und einer Zitrone in ein große Karaffe, fügen ein paar Ingwerscheiben und etwas Cayennepfeffer dazu und füllen das Ganze mit stillem Wasser auf. Dieses Getränk unterstützt Sie bei der Entgiftung und regt Stoffwechsel und Darm an.

GESUNDE ERNÄHRUNG

Einer gesunden und ausgewogenen Ernährung kommt eine ganz entscheidende Rolle für die Gesunderhaltung unseres Körpers zu. Durch heutige Nahrungsgewohnheiten führen wir uns zu viele Kohlenhydrate zu. Die meisten Menschen in den Wechseljahren können Kohlenhydrate aber schlecht abbauen, da der Körper durch eine Übersäuerung dazu nur noch schwer in der Lage ist. Dennoch sollten etwa 20 % der Nahrung aus gesunden Kohlenhydraten bestehen. Was aber sind gute Quellen für Kohlenhydrate?

Das trifft besonders auf die Chlorella-Alge zu. Die Alge gehört zu den ältesten Lebensformen und ist ein wahrer Überlebenskünstler. In den vielen Jahren der Forschung fand man noch nie eine mutierte Chlorella-Zelle, obwohl sie zu den am schnellsten sich teilenden Zellen gehört. Das ist ein kleines Wunder! Chlorella bewirkt die Ausleitung von Schwermetallen, chlorierten Kohlenwasserstoffen, Pestiziden und anderen Giftstoffen. Nicht zu unterschätzen ist ihr Gehalt an Chlorophyll, dem grünen Pflanzenfarbstoff. Chlorophyll hat entgiftende, entzündungs- und krebshemmende Eigenschaften. Die Alge unterstützt die Leber bei ihrer Entgiftungsarbeit. Chlorella ist Nährstofflieferant für wichtige B-Vitamine und Karotinoide sowie für Magnesium, Kalzium, Kalium, Selen, Eisen, Zink, Mangan, Kupfer und Chrom.

Wenn Sie Chlorella-Algen nicht dauerhaft einnehmen möchten, empfehle ich Ihnen, sie zumindest drei- bis viermal im Jahr einen Monat lang als Kur anzuwenden. Damit erreicht man eine gute Reinigung des Körpers und eine Ausleitung der Giftstoffe.

- In erster Linie viel Gemüse, auch Kartoffeln. Auch Süßkartoffeln sind gut, sie enthalten zwar Stärke, lassen aber den Blutzucker nur moderat steigen. Dasselbe gilt für Reis. Vollkornreis empfehle ich nicht, da die Verweildauer im Darm extrem lang ist und die Verdauung stört.

- Bei Früchten sollte man vorsichtig sein und nicht zu viel essen. Bevorzugen Sie eher Früchte, die einen niedrigen glykämischen Index haben wie alle Arten von Beeren, Papaya, Melonen, Rhabarber und Avocados.

- Fleisch nur in Maßen und nur unbelastetes Biofleisch.

- Fisch aus Wildfang ist vor Zuchtfischen zu bevorzugen, aber nicht immer frisch zu bekommen. Dann ist es besser, ihn tiefgekühlt zu kaufen.

- Ungesunde Quellen von Kohlenhydraten wie Getreideprodukte aus Weizen, Nudeln, Zucker, Milchprodukte und die vielen Zusatzstoffe sorgen bei immer mehr Menschen für Übergewicht, Diabetes, Unverträglichkeiten und Allergien. Industriell verarbeitete und hergestellte Lebensmittel sollte man meiden, dafür qualitativ guten Nahrungsmitteln den Vorzug geben.

Bereits nach kurzer Zeit ist bei dieser Art der Ernährung der Unterschied spürbar: Man hat mehr Energie, »Rettungsringe« verschwinden, Allergien, Haut- und Gelenkprobleme, Sodbrennen und Müdigkeit nach dem Essen gehören der Vergangenheit an. Ein weiterer wichtiger Punkt ist, dass wir mit einer bewussten und gesunden Ernährungsweise unsere Lebenserwartung erhöhen und die Lebensqualität deutlich verbessern können.

Einige Lebensmittel möchte ich besonders herausstellen, da ihre positive Wirkung auf den Organismus besonders in der Phase der Wechseljahre noch zu wenig bekannt ist:

KURKUMA (Curcumin, Gelbwurz) wird in der ayurvedischen Heilkunst seit 4000 Jahren aufgrund seiner energetisierenden, antioxidativen und reinigenden Wirkung hoch geschätzt. Es hemmt im Körper wirksam Entzündungen. Kurkuma schützt das Gehirn und verbessert die Gedächtnisleistung. Es wirkt sich positiv auf die Lunge und die Leber aus, reinigt das Blut und verbessert die Verdauung. Kurkuma wird in der indischen Küche in Curry-Gerichten verwendet. Immer mit einer guten Prise schwarzen Pfeffers plus ein wenig Öl (Kokos-, Oliven- oder Leinöl) verwenden, um die Wirksamkeit zu steigern.

Wenn Kurkuma eine therapeutische Wirkung haben soll, empfehle ich, täglich mindestens 0,5 bis 1,5 TL davon einzunehmen.

ZIMT schmeckt nicht nur gut im morgendlichen Müsli, in Shakes und Süßspeisen, er ist auch noch sehr gesund. Denn Zimt fördert die Verdauung, senkt den Blutzucker- und den Cholesterinspiegel. Er wirkt entzündungshemmend und regt den Stoffwechsel sowie die Fettverbrennung an.

INGWER ist ein weiteres stark wirksames, natürliches Heilmittel. Er wirkt anregend und steigert die Vitalität, stärkt das Immunsystem, fördert die Verdauungsenzyme. Heiß als Tee getrunken, wirkt er einer beginnenden Erkältung entgegen.

Die Wirkungen von Ingwer sind so stark, dass er sich als Prävention bei verschiedenen Krebsarten eignet. Eine Studie der Georgia State University aus dem Jahr 2016 ergab, dass Nanolipide aus einer bestimmten Ingwerart sich positiv auf die Behandlung von Darmkrebs auswirken. Ähnliche Wirkungen gibt es auch bei Eierstock- und Prostatakrebs. Ingwer lindert Entzündungen und wirkt stark antioxidativ. Ingwer fördert die Durchblutung und unterstützt die Erektionsfähigkeit des Mannes und die Durchblutung der Haarfollikel. So stimuliert er einen gesunden Haarwuchs und die Haarstärke.

GRÜNER TEE wirkt dem Alterungsprozess entgegen. Er enthält zahlreiche Polyphenole (sekundäre Pflanzenstoffe) mit schützender Wirkung auf die Zellen, wodurch diese vor freien Radikalen geschützt sind und ihre Lebensdauer verlängert wird. Grüntee hilft bei der Neubildung von Blutgefäßen und fördert einen ausgeglichenen Hormonspiegel. Besonders günstige Eigenschaften bei der Fettverbrennung finden wir auch bei Oulong- und Matcha-Tee.

Ein wahrer Jungbrunnen gerade während der Wechseljahre ist ein Smoothie, der es in sich hat. Ich nennen ihn »Golden Protein Shake«. Aufgrund seiner entzündungshemmenden und hormonausgleichenden Wirkung ist dieser Shake ein wunderbares Naturheilmittel.

GOLDEN PROTEIN SHAKE
(Zutaten für 1 Portion)

- 200 ml Mandelmilch (geeignet ist auch Kokos- oder Hafermilch ohne Zucker)
- 1 TL natives Kokosöl oder anderes hochwertiges Öl (oder Kokosnussmus)
- 1 1/2 TL Kurkuma
- 1 Prise Zimt
- 1 Prise schwarzer Pfeffer
- 1 kl. Stück Ingwer, geschält, klein geschnittenen oder gerieben
- eine Messerspitze Kardamom
- evtl. ein wenig Süßmittel Ihrer Wahl, z.B. Erythritol oder Agavendicksaft
- 1 Maßeinheit eines hochwertigen pflanzlichen Proteinshakes
- je nach Geschmack etwas Obst (Beeren, Apfel, Banane, 1/2 Avocado, Ananas)

Alle Zutaten in einen Mixer geben und gut durchmixen.

Hier noch ein Tipp: Sie können statt Obst auch eine Handvoll Spinatblätter, Grünkohl oder Kopfsalat verwenden. Zusätzlich kann man noch eingeweichten Leinsamen und 1 TL Chiasamen verwenden.

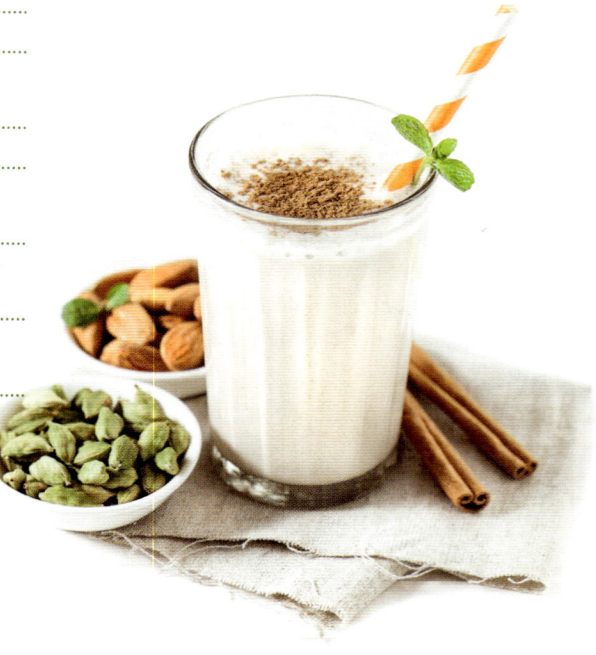

In Indien wird er in ähnlicher Form auch bei Grippe getrunken und verhindert so eine Ausbreitung von Viren und Bakterien im Mund- und Rachenraum. Da er reich an Proteinen ist, kann er eine Mahlzeit ersetzen. Trinken Sie ihn ein- oder mehrmals die Woche als Ersatz für das Abendessen (Dinner Cancelling). Das ist nicht nur gut für die Figur: Wenn Sie den Shake abends trinken, hat er einen zusätzlichen Anti-Aging-Effekt, da nachts vermehrt Wachstumshormone (HGH) gebildet werden.

SOJA – VORSICHT VOR DER TRENDPFLANZE!

Soja wird oft als eine besonders gesunde und hochwertige Eiweißquelle angepriesen. Dass dem nicht so ist, beweisen mittlerweile viele Studien. Meist ist Soja gentechnisch verändert. Stark weiterverarbeite Sojaprodukte, wie sie in vielen Fertiggerichten, Burgern oder Würstchen vorkommen, sind vielfach mit Hexan behandelt, einem chemischen Lösungsmittel und starkem Umweltgift.

Eine weitere Eigenschaft von Soja erachte ich als noch viel gravierender: Soja kann bei Frauen und Männern eine Störung der weiblichen und männlichen Hormonbildung hervorrufen und die Schilddrüsentätigkeit unterdrücken. Soja enthält weibliche Hormone, die bei Männern die Sexualität blockieren und zu Erektionsstörungen führen können. Es fördert bei beiden Geschlechtern eine Östrogendominanz. Zudem blockiert zu viel Soja die Rezeptoren für die männlichen Sexualhormone, d. h., es kann weniger Testosteron gebildet werden, was sowohl Männer als auch Frauen betrifft. Dies ist besonders fatal, da Soja den oft schon geringen Testosteronspiegel zusätzlich senkt. Zahlreiche Tierversuche zeigen, dass zu viel Soja bei Tieren zu Unfruchtbarkeit führt. Auch beim Menschen hat der Verzehr von Soja Auswirkungen auf Fortpflanzug und Libido.

Sojaprodukte blockieren zudem die Aufnahmefähigkeit von Mineralien. Soja erschwert die Eiweißverdauung und kann zu Blähungen führen. Soja ist billig und Eiweißdrinks mit Soja werden sehr stark beworben und als Quelle für hochwertiges Eiweiß gepriesen. Der Aufbauwert für die Zellen ist bei Soja jedoch sehr gering. Wenn schon Soja, dann sollten Sie ihn nur in fermentierter Form zu sich nehmen, wie er z. B. in Soja-Soßen, in Tempeh oder Miso vorkommt.

GEWICHT MANAGEN

Neben dem Stoppen der Übersäuerung und dem Ausgleichen einer eventuell vorhandenen Östrogendominanz ist für viele Frauen und Männer in den Wechseljahren Übergewicht bzw. eine unerklärliche Gewichtszunahme ein wichtiges Thema. Ich stelle Ihnen hier eine Diät vor, die hilft, das Gewicht langfristig zu managen: Eine Diät, die wirklich funktioniert, ist die »hCG-Diät«.

Dabei handelt es sich um eine Stoffwechselkur, die der britische Arzt DR. ALBERT THEODORE WILLIAM SIMEONS in den 1950er Jahren entwickelt hat und die ich in mehreren Büchern weiterentwickelt habe. Erst nach über 60 Jahren wurde diese Kur zur Gewichtsreduzierung richtig bekannt. Jahrelang war sie nur einer kleinen Gruppe von Menschen zugänglich, da diese Diät oder Stoffwechselkur ausschließlich in teuren Privatkliniken durchgeführt wurde.

DR. SIMEONS fand heraus, dass der Schlüssel für Fettleibigkeit im Zwischenhirn liegt, in einer Hirnregion, in der sich Thalamus und Hypothalamus befinden. Er erkannte, dass Übergewicht durch eine Art Fehlfunktion unseres Gehirns, nämlich einem seit Urzeiten in unseren Zellen gespeicherten Mechanismus, verursacht wird. Eine Entdeckung, die die bisherigen Lehrmeinungen über Fettleibigkeit revolutioniert hat.

DR. SIMEONS identifizierte die hormonähnliche Substanz hCG, die im Stoffwechselprozess eine wichtige Rolle spielt. Sie steht für »Humanes Chorion Gonadotropin«. Frauen produzieren in der Schwangerschaft besonders viel hCG, das der Körper für die gesunde Entwicklung des ungeborenen Lebens benötigt.

Durch hCG wird dem Körper – genauer gesagt dem Hypothalamus – signalisiert, exakt die Fettreserven zu verbrennen, die der Körper normalerweise freiwillig nicht hergibt. Dabei ist es egal, in welcher Form hCG gegeben wird, ob als Injektion, wie zu Dr. Simeons Zeiten, homöopathisch mit niedrigen Potenzen (D4 oder D6, keinesfalls eine C30! oder als hormonfreie Tropfen, in denen die Information von hCG enthalten ist.

Alle bekannten Diäten beruhen auf dem Prinzip, die Nahrungsaufnahme zu reduzieren und damit Kalorien einzusparen. Seit Urzeiten ist in unserem Zellgedächtnis gespeichert, dass die Arterhaltung immer Vorrang vor allen anderen Abläufen im Körper hat. Um dies zu gewährleisten, war es seit jeher notwendig, ständig einen Energievorrat für Notzeiten anzulegen – ein Prinzip, das zwar aus der Steinzeit stammt, aber bis heute nicht verlernt wurde. Leider sind diese überflüssigen Fettreserven in der Regel für den Stoffwechsel unerreichbar. Unser Körper gibt sie nicht freiwillig, sondern erst kurz vor dem Verhungern frei.

Bevor wir an die hartnäckigen Fettdepots herankommen, verlieren wir in erster Linie Wasser, magere Muskelmasse und erst dann etwas Fett, das nach einer Diät wieder aufgebaut wird. Dies führt zum Jo-Jo-Effekt: Der Körper schaltet auf Sparflamme und verringert die Stoffwechseltätigkeit. Besonders wirkungsvoll ist dieser Effekt bei Frauen: Da sie durch das Gebären und Stillen des Nachwuchses für das Überleben der Spezies so wichtig sind, schützt die Natur sie in besonderem Maße, indem vermehrt Fett, Wasser und Natrium im Bindegewebe gespeichert werden. Bei einer Diät mit reduzierter Nahrungsmenge entscheidet sich der Körper, sich auf »Schutz vor dem Verhungern« einzustellen.

Auch heute noch signalisiert unser Gehirn »Nahrungsknappheit«, sobald wir die Kalorienzufuhr senken, selbst wenn wir jede Menge Fettreserven haben. Sobald wir nach einer Diät wieder normal essen, behält der Körper wohlweislich sein Sparprogramm bei, um für die nächste »Notzeit« gewappnet zu sein. Dieser Teufelskreis steigert sich mit jeder Diät, bis der Körper gelernt hat, mit minimaler Kalorienzufuhr auszukommen.

Wie man heute weiß, ist es auf Dauer nicht zielführend, nur die Kalorienmenge zu reduzieren; vielmehr sollte man langfristig darauf achten, das Richtige zu essen.

Appetitzügler sind definitiv der falsche Weg, weil sie dem Gehirn falsche Signale senden und süchtig machen. Sie enthalten meist aufputschende Substanzen, wie z. B. Amphetamine. Diese sollen das Hungergefühl dämpfen. Eine Gewöhnung tritt schnell ein, sodass immer mehr davon gebraucht wird, um zu wirken. Die Stoffe, die die Insulinproduktion am stärksten beeinflussen, also einen hohen glykämischen Index haben, sollten gemieden werden. Je höher der Wert ist, desto schneller steigt der Blutzuckerspiegel an.

Viele Menschen haben erfolgreich die hCG-Diät gemacht und dabei eine Methode kennengelernt, durch die eine dauerhafte Gewichtsreduktion möglich wurde. Im Fokus steht dabei das Loswerden von gespeicherten Fettzellen, verbunden mit einem neuen und besseren Körpergefühl. Mit der dreiwöchigen Diät können Sie einen Grundstein für ein nachhaltig schlankes Leben legen.

Wie die Diät durchgeführt wird, erläutere ich in meinen Büchern, die Sie im Literaturverzeichnis finden.

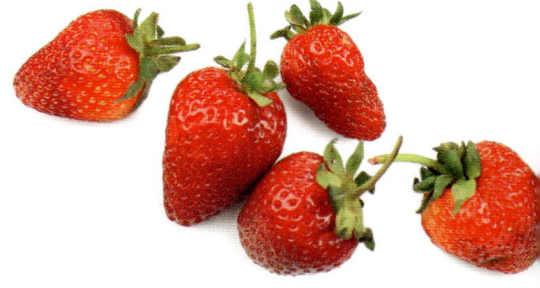

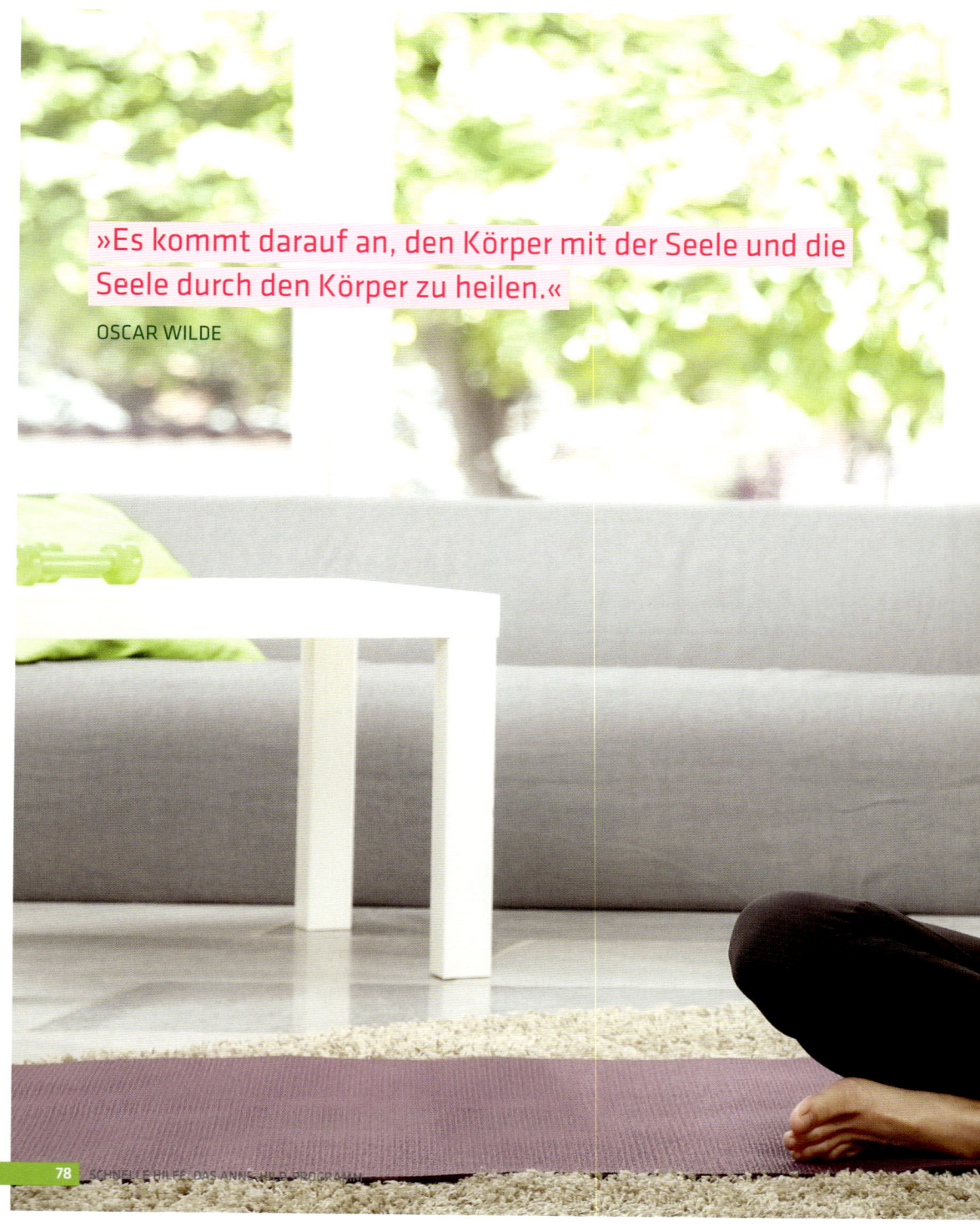

»Es kommt darauf an, den Körper mit der Seele und die Seele durch den Körper zu heilen.«

OSCAR WILDE

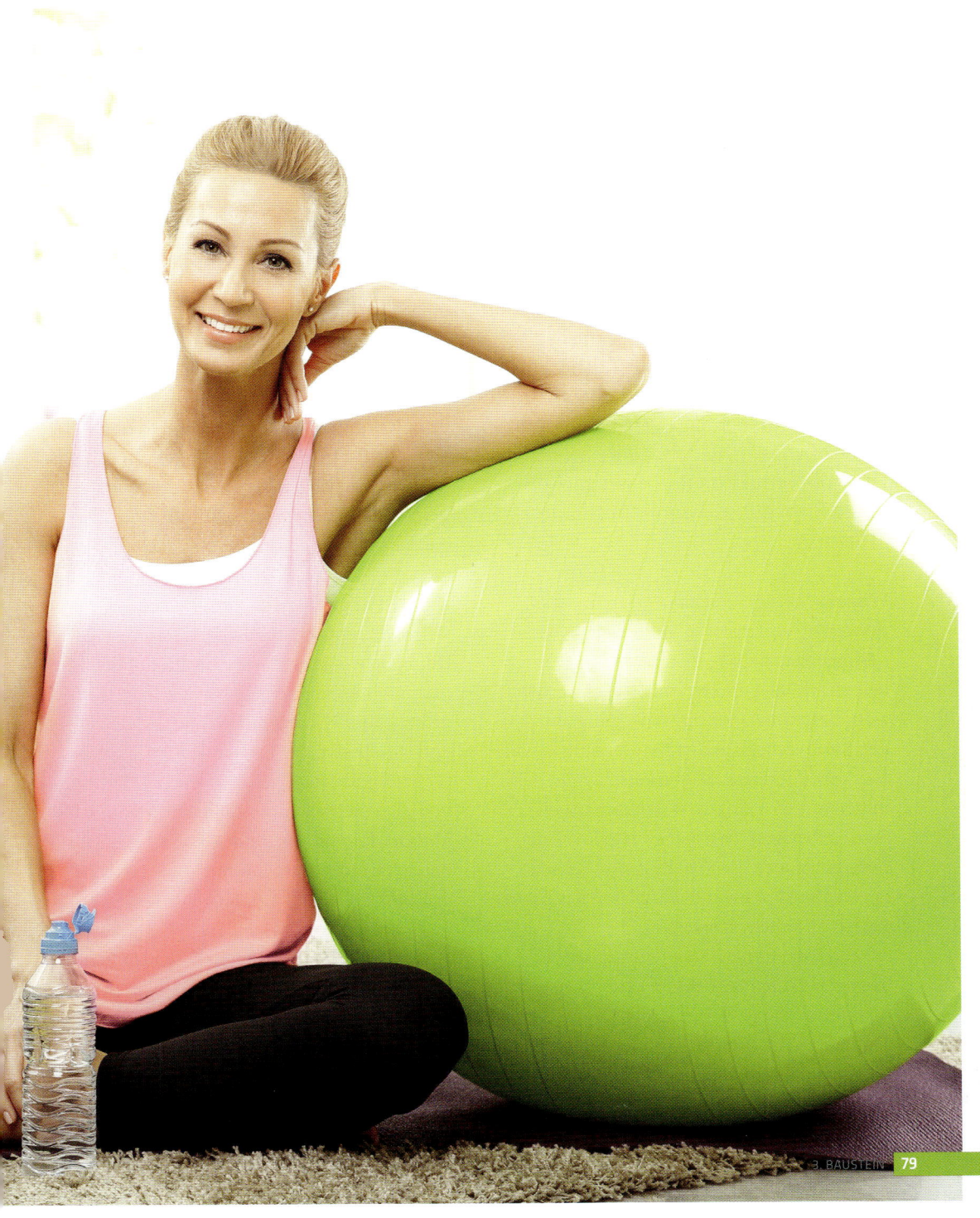

4. BAUSTEIN

Hormonbildung mit speziellem Bewegungs- programm stimulieren

Den letzten Baustein meines Wechsel- jahrprogramms habe ich zusammen mit der erfahrenen Ernährungsberaterin und Fitnessexpertin Conny Hörl ent- wickelt. Gerade in den Wechseljahren ist es besonders wichtig, die natürliche Hormonproduktion durch ein geeig- netes Bewegungsprogramm zu unter- stützen.

Wissenschaftler haben festgestellt, dass Bewegung und Sport in dieser Lebensphase optimal dazu beitragen, die Leistungsfähig- keit zu erhöhen und typische Beschwerden zu lindern. Regelmäßige Bewegung aktiviert den Stoffwechsel und ist für den Aufbau von Muskeln unerlässlich. Muskelschwund geht mit dem Altern einher. Wissenschaftliche Studien belegen, dass neben regelmäßiger Bewegung auch essenzielle Aminosäuren gegen Muskelschwund helfen und das Herz- Kreislauf-System stärken.

Noch ein Grund, sich regelmäßig zu bewegen, ist ein weitverbreiteter Testosteron- mangel, auch bei Frauen. Durch zu wenig Testosteron können nicht mehr ausreichend Muskeln gebildet werden. Mit einem guten Bewegungstraining kann man den körper- eigenen Testosteronspiegel um bis zu einem Drittel erhöhen! Das betrifft sowohl Männer als auch Frauen.

Conny Hörl hat Übungen aus ihrem wechsel- jahrspezifischen Trainingsbereich zusammen- gestellt, die sich leicht in jedes Trainingspro- gramm einbauen lassen, aber auch für sich gesehen ein kleines Programm darstellen.

Die Wirkungen der Übungsserien sind recht vielschichtig und ganzheitlich. Die meisten Übungen wirken sich sehr positiv auf den gesamten Beckenbereich aus. Becken, Hüft- gelenke und Wirbelsäule werden mobilisiert und stabilisiert. Die Beckenbodenmuskula- tur wird gekräftigt, genauso wie die kleinen und großen Rückenmuskeln. Die gesamte Muskulatur und das Bindegewebe in diesem Bereich werden durchblutet. Die Eierstöcke der Frau, aber auch die Hoden des Mannes profitieren davon.

Vor allem bei den sogenannten Umkehr- haltungen (Kopf ist tiefer als das Becken) werden die endokrinen Drüsen (Zirbel-, Hirn- anhangs-, Schild- und Nebenschilddrüse, Nebennieren und Hypothalamus) positiv sti- muliert und durchblutet. Dies wirkt sich ganz generell förderlich auf den Hormonhaushalt aus. Manche Übungen sind aber auch bei konkreten Problemen gut einsetzbar, wie zum Beispiel das umgekehrte »V«, welches sich dafür eignet, Hitzewallungen in den Griff zu bekommen. Durch das Synchronisieren von Atemrhythmus und Bewegung entwickeln Sie zudem ein besonders gutes Körperbewusstsein.

Um einen maximalen Trainingseffekt zu garantieren, sollten Sie die folgenden Tipps beherzigen, die für die gesamte Übungsreihenfolge gelten.

- Die Übungen mögen Ihnen auf den ersten Blick leicht und unspektakulär erscheinen. Der Effekt entsteht durch eine exakte und bewusste Übungsausführung.

- Korrigieren Sie immer wieder Ihre Haltung, beobachten Sie sich ab und zu im Spiegel oder lassen Sie sich von einer Trainingspartnerin korrigieren.

- Denken Sie vor allem bei diesen Übungen an Ihren Beckenboden. Steuern Sie ihn bewusst an, indem Sie eine leichte Spannung aufbauen.

- Die Atmung spielt eine entscheidende Rolle. Bei jeder Bewegungsfolge wechseln sich Ein- und Ausatmen ab. Atmen Sie sehr bewusst, tief und langsam.

- In einem Flow trainieren. Sobald Sie die Übungsabfolge verinnerlicht haben, sollten Sie Übergänge zwischen den Bewegungen so fließend wie möglich gestalten. Bleiben Sie gedanklich »in der Übung« und machen Sie keine Pausen zwischen den Übungen. Am Ende trainieren Sie alle Übungen in einem großen, zusammenhängenden Flow durch.

- Sorgen Sie dafür, dass Sie die Übungen ohne Ablenkung ausüben können.

Suchen Sie sich eine passende Musik, die den sanften Rhythmus der Übungen unterstützt. Oder machen Sie die Übungen ohne Musik in der freien Natur.

MEDITATION

Der positive Effekt regelmäßiger Meditation ist inzwischen durch viele Studien wissenschaftlich belegt. Meditation hilft gegen Depression, reduziert Stress, fördert die innere Gelassenheit und hilft, alte Programme, die nicht mehr förderlich sind, loszulassen. Des Weiteren wird das Hormonsystem harmonisiert und die Zellerneuerung angeregt. Selbst auf das Abnehmen wirkt es sich positiv aus, da Heißhunger und Lust auf Süßes besser steuerbar sind.

(Mehr zum Thema Meditation auf Seite 102)

ÜBUNGSSERIE 1: »HORMONIZER«

Diese ganzheitliche Übungsabfolge ist ein richtiger Allrounder. Sie lässt sich prima variieren und an unterschiedliche Leistungsstufen anpassen. Betrachten Sie die Variationen als möglichen Zwischenschritt. Los geht's mit dem sogenannten Fersensitz, im Yoga auch Child-Haltung genannt.

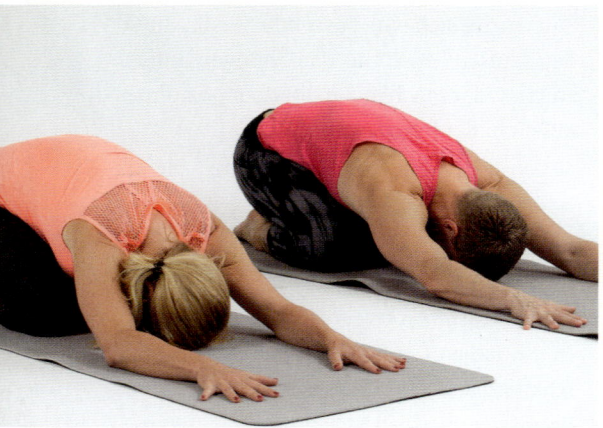

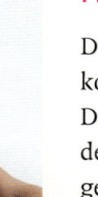

AUSGANGSPOSITION: FERSENSITZ

Die Knie sind leicht geöffnet und der Brustkorb ruht zwischen den Oberschenkeln. Die Arme sind ausgestreckt, die Hände werden schulterbreit abgelegt und die Finger gespreizt.

Darauf sollten Sie achten:
Stellen Sie sich vor, die Finger krallen sich etwas in den Boden. Dadurch zieht das Handgewölbe leicht nach oben und wird aktiviert.

Legen Sie Ihre Stirn sanft ab. Nun geht es darum, den Körper bewusst wahrzunehmen. Fangen Sie mit ein paar tiefen Atemzügen an und beobachten Sie, wie Ihr Atem den Brustkorb hebt und senkt.

Kommen Sie nun in die Dynamik und lösen Sie die Stirn vom Boden, ziehen Sie das Kinn leicht zur Brust, rollen Sie den Oberkörper nach vorne und bringen Sie Ihre Wirbelsäule komplett in die Länge.

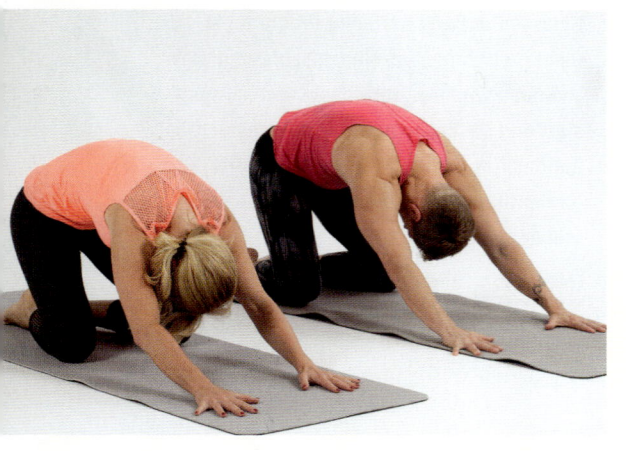

Spannen Sie Ihre Bauchdecke leicht nach innen. Dadurch hebt sich das Brustbein. Atmen Sie während der gesamten Bewegung ein. Setzen Sie sich mit langer Wirbelsäule wieder zurück auf die Fersen.

VARIATION 1

Sie können nun diese Bewegung 5–7 Mal wiederholen, bevor Sie zum nächsten Schritt übergehen. Diese Variation eignet sich am Anfang als Warm-up für die Wirbelsäule.

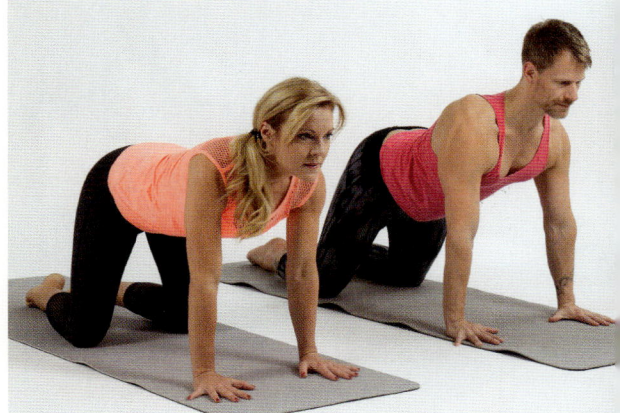

INS UMGEKEHRTE »V«

Stellen Sie nun die Zehen auf, drücken Sie Hand- und Fußballen aktiv in den Boden und heben Sie die Knie. Jetzt geht es darum, die Bauchspannung zu stabilisieren. Denken Sie an eine lange Wirbelsäule. Schieben Sie nun die Sitzhöckerknochen zur Decke. Die Knie bleiben leicht gebeugt und die Fersen etwas in der Luft. Das Körpergewicht verteilt sich gleichmäßig auf Hände und Füße. Während Sie das umgekehrte »V« fließend aufbauen, atmen Sie mit einem Zug langsam aus.

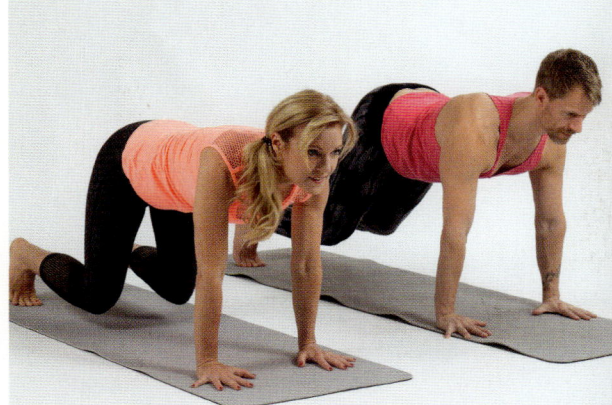

Darauf sollten Sie achten:
Im »V« hat eine lange und stabile Wirbelsäule Priorität, lieber Knie leicht gebeugt lassen, die Fersen in der Luft und der Blick zu den Füßen.

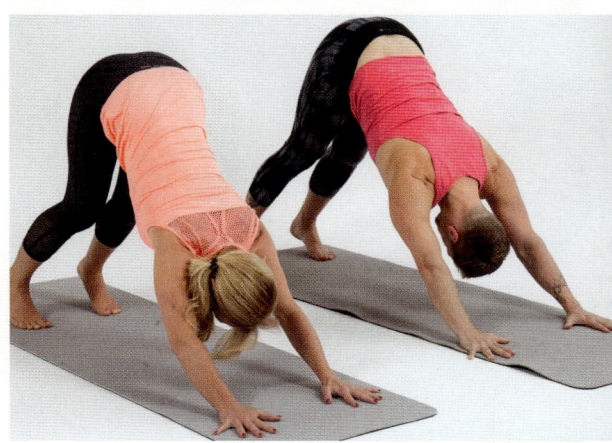

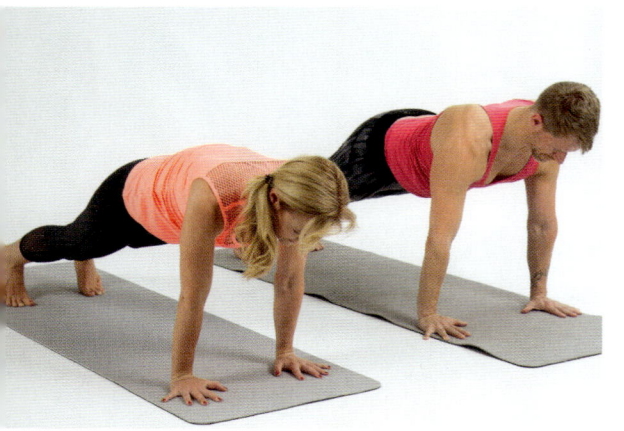

VARIATION 2

Bleiben Sie im umgekehrten »V« und bewegen Sie durch »Fersentreten« im Wechsel das Becken für ca. 15–30 Sekunden in Form einer liegenden »8«. Diese Variation kann man auch gut am Ende der gesamte Übungsserie einbauen, um Hüfte und Lende zu mobilisieren.

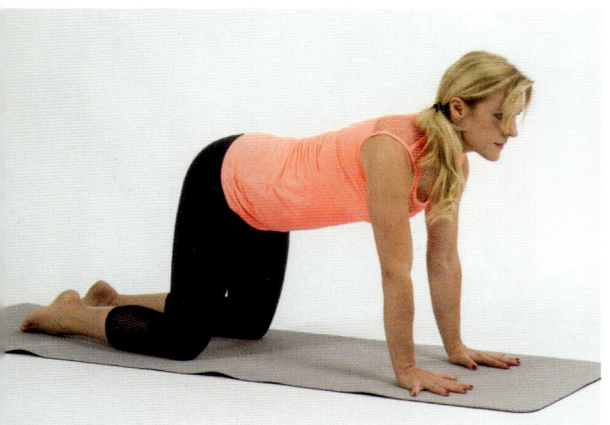

ZURÜCK IN DEN FERSENSITZ

Heben Sie beide Fersen, ziehen Sie das Kinn zur Brust und rollen Sie wieder nach vorne zu den Händen, bis Sie in einer Stützposition angekommen sind. Bringen Sie die Knie lautlos auf den Boden und setzen Sie sich mit langer Wirbelsäule wieder zurück auf die Fersen. Auch dieser Bewegungsablauf erfolgt fließend, diesmal mit einem langen Einatmen.

VARIATION 3 *(Abb. rechts)*

Durch diese Variation bauen Sie ein Kräftigungselement mit ein. Zwischen der Stützposition (mit oder auch ohne Knie) und dem Fersensitz lässt sich ein Push-Up (Liegestütz) integrieren. Anfänger lassen die Knie dabei am Boden, Fortgeschrittene versuchen es ohne Knie. Diese Variation können Sie beliebig oft, je nach Tagesempfinden und Fitnesszustand, in den kompletten Bewegungs-Flow integrieren.

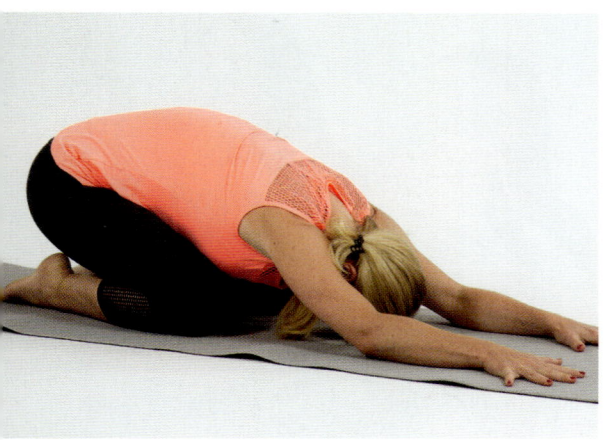

ALLES FLIESSEN LASSEN ...

Lassen Sie nun den kompletten Bewegungsablauf (von Anfang bis Ende, allerdings ohne
die Variationen 1 und 2) fließen. Denken Sie
dabei an den Atemfluss und wiederholen Sie
das Ganze mindestens 5 Mal!

GUT ZU WISSEN

Der Fersensitz und das umgekehrte »V« sind
von ihrer Wirkung her kühlend und helfen
somit gut bei Hitzewallungen. Also auch mal
gerne länger in einer der Positionen bleiben
und den Atem fließen lassen.

Aber auch Wirbelsäule (Beweglichkeit und
Stabilität) und Schultergürtel (Muskulatur
und Knochendichte) profitieren von der
Übung, die gleichzeitig auch Feinmotorik
und Koordination schult.

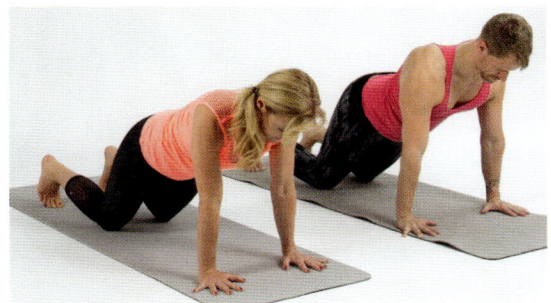

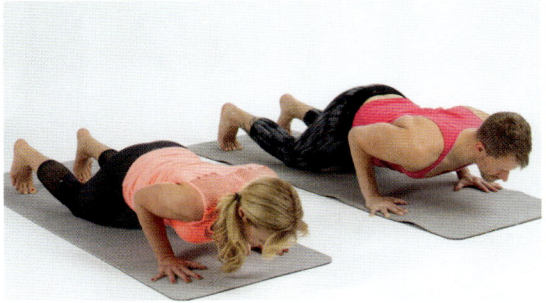

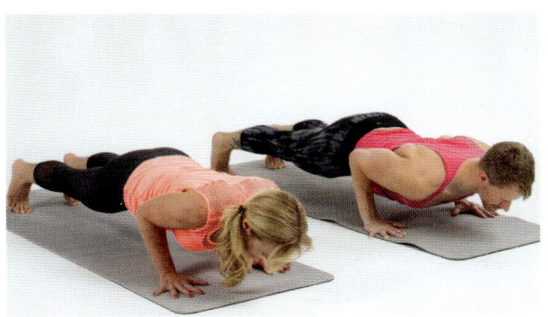

BEWERTUNG					
KRAFT	✓	✓	✓	✓	
KOORDINATION	✓	✓	✓	✓	✓
FASZIEN	✓	✓			
HORMONSYSTEM	✓	✓	✓		

ÜBUNGSSERIE 2: »CORE POWER«

Bei diesen Übungen geht es um die Stärkung des Beckenbodens, aber auch um eine stabile Wirbelsäule. Denken Sie hier besonders an die leichte Anspannung im Beckenbodenbereich. *Für jede der drei Übungen ist der Kniestand die Ausgangsposition.*

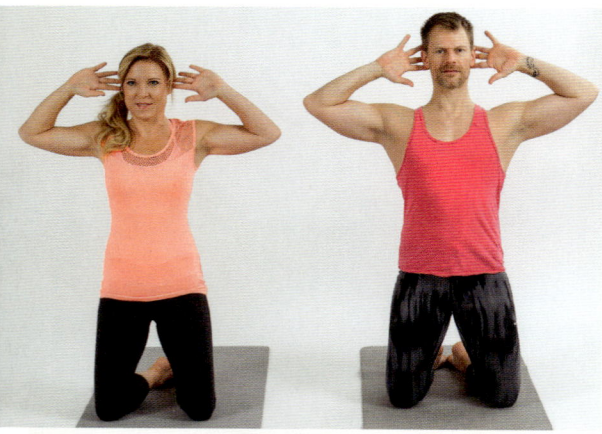

AUSGANGSPOSITION: KNIESTAND

Die Knie sind schulterbreit geöffnet, die großen Zehen berühren sich, das Becken ist aufgerichtet. Aktivieren Sie jetzt Ihren Beckenboden! Fächern Sie die Finger weit auf und platzieren Sie die Hände hinter den Ohren. Die Ellbogen sind dabei weit geöffnet. Man spricht in dieser Position auch von einer neutralen Länge der Wirbelsäule.

Tipp bei empfindlichen Knien:
Matte doppelt nehmen oder ein zusammengelegtes Handtuch unter die Knie geben!

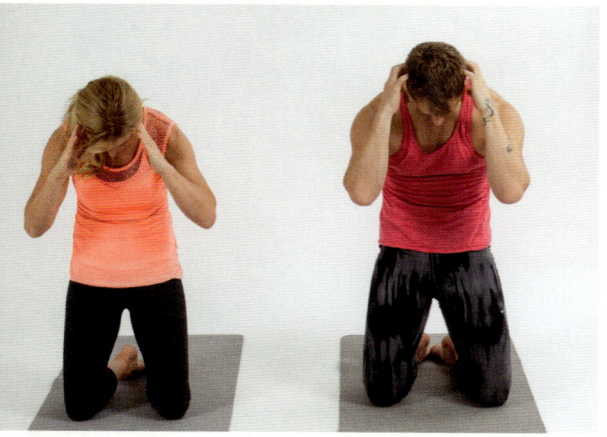

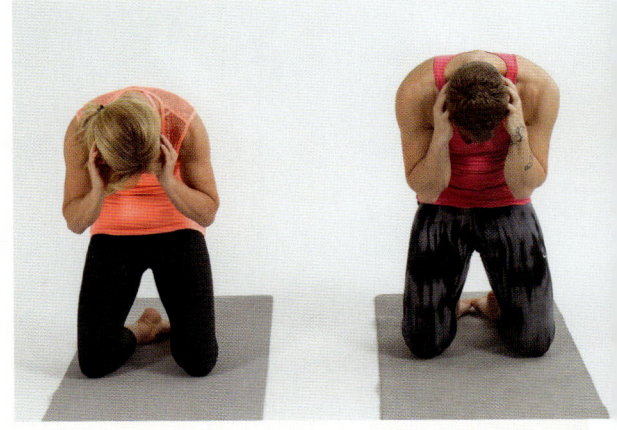

ÜBUNG 1:
EIN- UND AUSROLLEN

Senken Sie das Kinn zur Brust und führen
Sie die Ellbogen langsam zusammen. Rollen
Sie sehr langsam und bewusst Wirbel für
Wirbel ein, bis die Ellbogen sich nahezu berühren. Ziehen Sie nun die Ellbogen Richtung
Hüftknochen bzw. -beuge. Das Becken wird
dadurch automatisch leicht nach hinten kippen. Während der gesamten Einrollbewegung
wird langsam ausgeatmet.

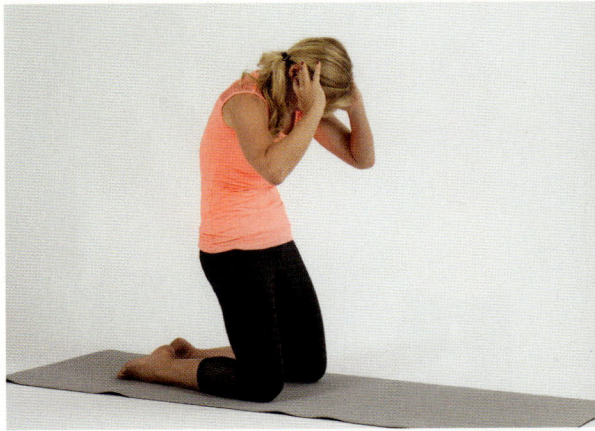

Rollen Sie nun langsam Wirbel für Wirbel wieder aus und richten Sie sich auf, bis Sie wieder
in der Ausgangsposition angekommen sind.
Dabei einatmen!

Minimum 5 langsame Wiederholungen –
gerne mehr!

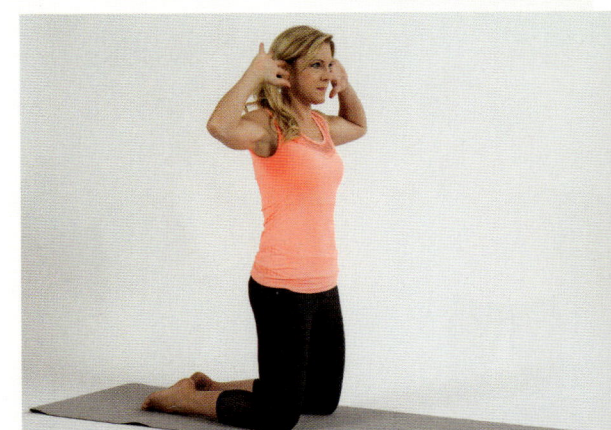

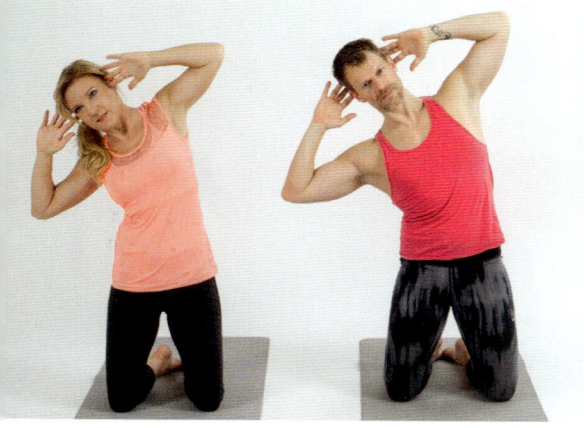

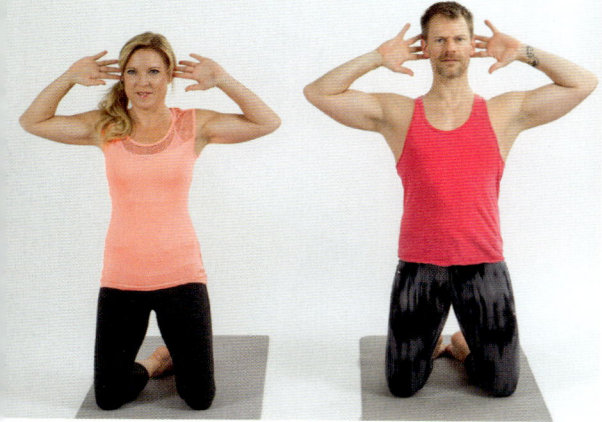

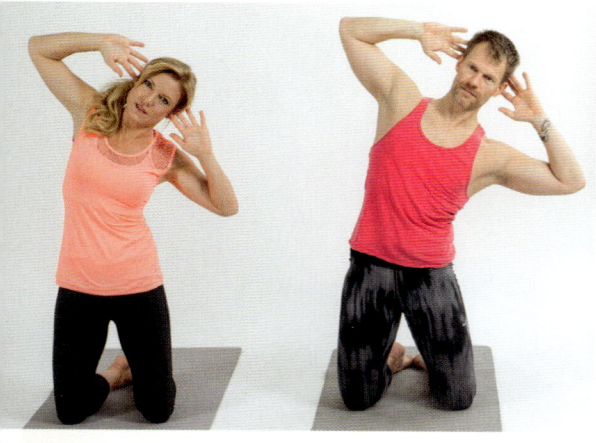

ÜBUNG 2:
WIRBELSÄULE – SEITBEUGE

Bleiben Sie in der Ausgangsposition (Kniestand), atmen Sie als Vorbereitung nochmals ein und heben Sie das Brustbein, um die Länge in der Wirbelsäule zu halten.

Neigen Sie mit der Ausatmung den Rumpf zur Seite, bringen Sie mit der Einatmung den Oberkörper zurück zur Mitte und wiederholen Sie das Gleiche zur anderen Seite (Ausatmen!). Einatmen und dabei wieder zurück zur Mitte.

Minimum 5 langsame Wiederholungen pro Seite – gerne mehr!

Darauf sollten Sie achten:
Halten Sie das Becken stabil in der Mitte und spüren Sie stets das Körpergewicht auf beiden Knien. Sie sollten immer das Gefühl behalten, die Wirbelsäule würde sich »verlängern«.

ÜBUNG 3:
BECKENSCHIEBEN *(Abb. rechts)*

Halten Sie in der Ausgangsposition (Kniestand) jetzt den Oberkörper mit den Armen ruhig und stabil. Schieben Sie nun das Becken langsam (!) von Seite zu Seite. Wenn Sie die Knie hüftschmal ausrichten und die Unterschenkel und Füße parallel platzieren, kann das Beckenschieben größer gestaltet werden.

Lassen Sie auch bei dieser Übung den Atem wieder gleichmäßig fließen und genießen Sie die Übung für ca. 30–45 Sekunden.

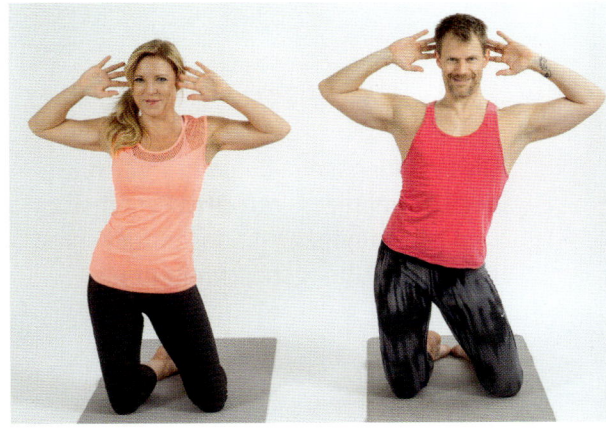

TIPP

Durch Schließen der Augen lenken Sie die Wahrnehmung nach innen und spüren bewusst die Kraft der tiefliegenden Beckenboden-, Bauch- und Rückenmuskulatur. Setzen Sie alle drei Übungen nacheinander um und wiederholen Sie den Zyklus einmal, wobei Sie eine kurze Pause im Fersensitz einschieben.

GUT ZU WISSEN

Die Seitbeuge von Übung 2 verbessert die Durchblutung des seitlichen Bindegewebes und stimuliert die Lymphe in Achselhöhlen und Leisten. Alle Übungen verbessern und erhalten außerdem die Wirbelsäulenfunktion.

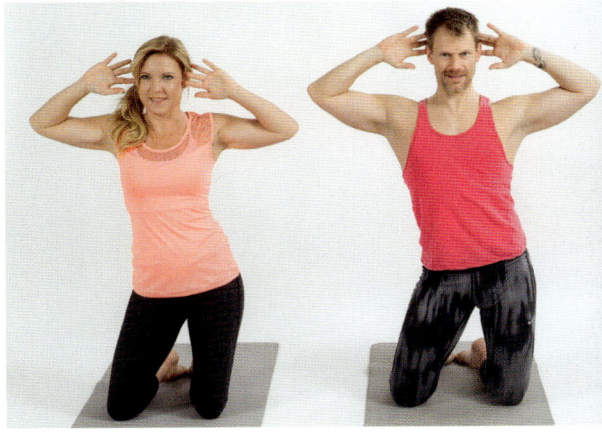

BEWERTUNG					
KRAFT	✓				
KOORDINATION	✓	✓	✓	✓	✓
FASZIEN	✓	✓	✓	✓	
HORMONSYSTEM	✓	✓	✓		

ÜBUNGSSERIE 3: »MOVE UND STRETCH«

Diese Übungsserie beginnt ähnlich wie der »Hormonizer« mit dem Fersensitz und dem Übergang ist das umgekehrte »V« (siehe Übungsbeschreibung 1).

Auch hier lassen sich spannende und durchaus auch fordernde Variationen einbauen.

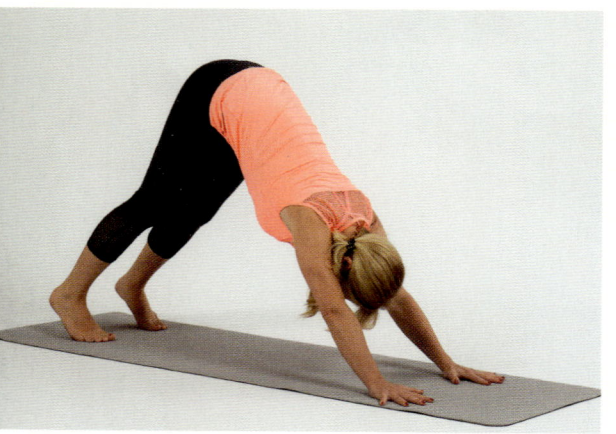

AUSGANGSPOSITION: UMGEKEHRTES »V«

Führen Sie das rechte Bein mit dem Knie nach vorne in Richtung Hände, legen Sie das Knie zwischen die Hände ab und atmen Sie dabei aus. Das hintere Knie ruht auf der Matte. Richten Sie den Oberkörper auf, heben Sie das Brustbein und öffnen Sie die Schultern. Sie können mit den Fingerspitzen noch leicht am Boden bleiben oder die Arme über die Seite zur Decke heben. Atmen Sie dabei ein.

Darauf sollten Sie in dieser Position achten: Der hintere Fuß bleibt aufgestellt und aktiv, während das vordere Knie mit dem Schienbein in die Matte drückt. Um das Becken für die Aufrichtung des Oberkörpers zu stabilisieren, bedarf es einer Spannung des Unterbauchs, v. a. wenn die Arme noch mit angehoben werden! Verlängern Sie gedanklich die Wirbelsäule über das Brustbein.

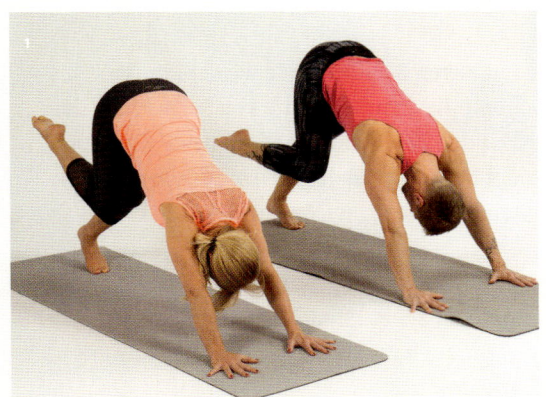

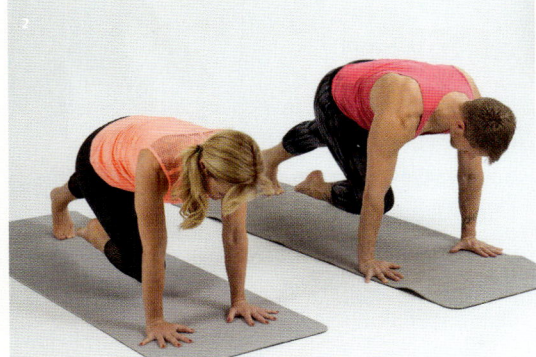

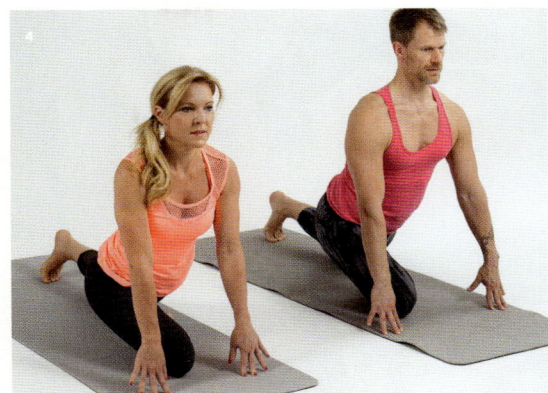

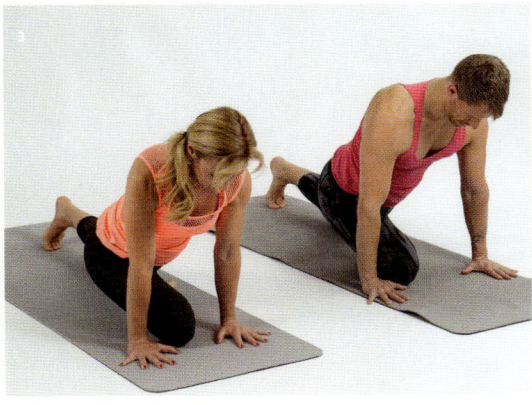

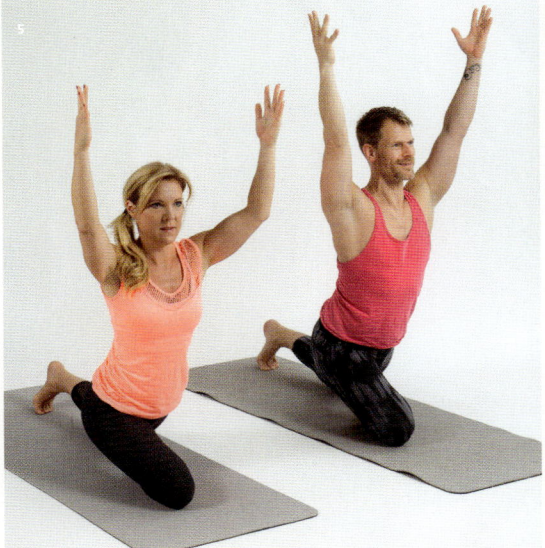

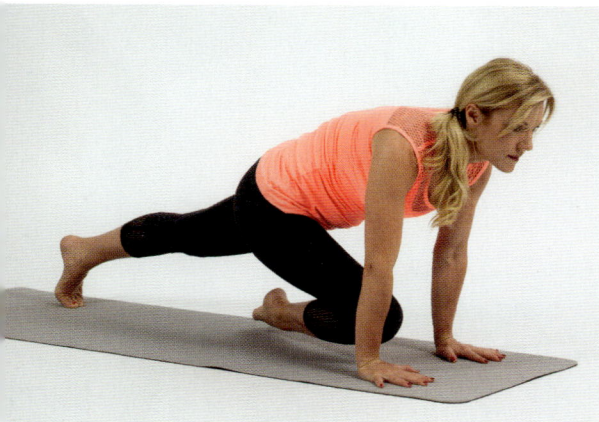

SO GEHT'S ZURÜCK

Platzieren Sie die Hände wieder kraftvoll unter die Schultern, drücken Sie sich mit den Händen hoch und heben Sie beide Knie von der Matte. Das Bein des nach vorne gebrachten Knies steigt wieder zurück ins »V«.

▶ Wiederholen Sie nun das Ganze auf der anderen Seite. Mindestens 5 Mal pro Seite – gerne auch mehr! Bewusst mit der Atmung arbeiten!

GUT ZU WISSEN

Bei dieser Übungsserie geht es verstärkt um die Beweglichkeit des Hüftbeugemuskels und der Gesäßmuskeln. Im Becken wird die Durchblutung der Organe, der Muskulatur und des Bindegewebes gefördert. Das Bindegewebe wird dadurch elastisch und die Beckenbodenaktivität wird gestärkt.

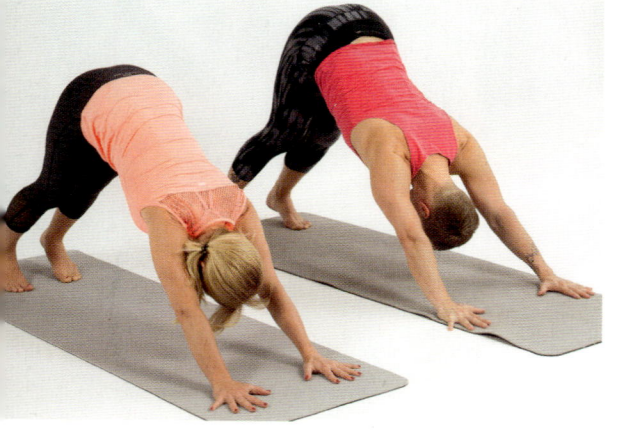

BEWERTUNG					
KRAFT	✓	✓	✓	✓	
KOORDINATION	✓	✓	✓	✓	✓
FASZIEN	✓	✓	✓	✓	
HORMONSYSTEM	✓	✓	✓	✓	

VARIATION 3

Bevor Sie das Knie nach vorne zwischen die Knie bringen, heben Sie das Bein im »V« an und halten die Position für ein paar Sekunden. Winkeln Sie durch das Beugen des Knies das Bein in der Luft an. Führen Sie von dieser Position aus das Knie in Richtung Hände nach vorne und steigen Sie hier wieder in die Übung ein. Auch beim Weg zurück können sie das Spielbein erst nochmal in die Luft geben, bevor Sie es wieder im »V« abstellen.

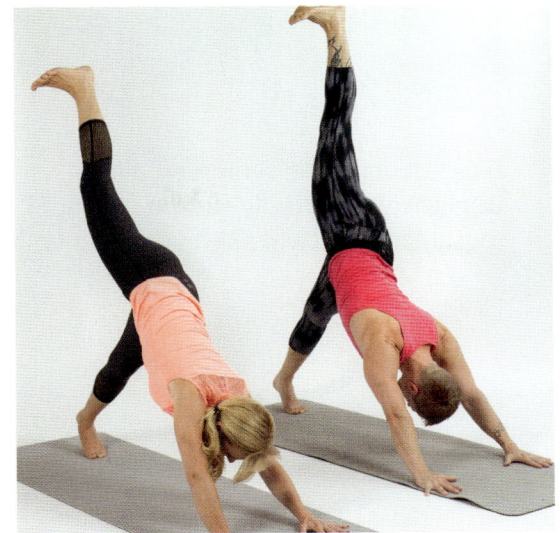

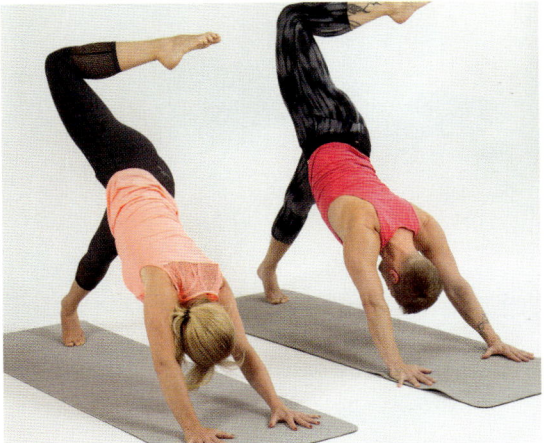

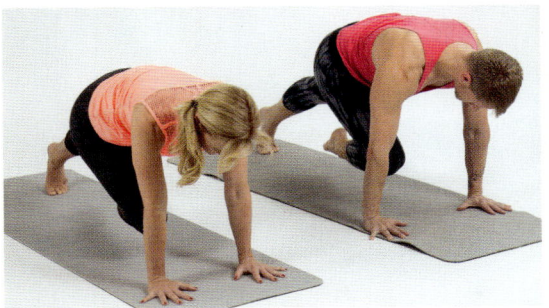

ÜBUNGSSERIE 4: »STRETCH UND RELAX«

Diese Übungsserie verbessert die Beweglichkeit, stärkt die gesamte Rumpfmuskulatur und wirkt sich u. a. positiv auf das gesamte vegetative Nervensystem aus. Die Ausgangsposition bildet der sogenannte Langsitz.

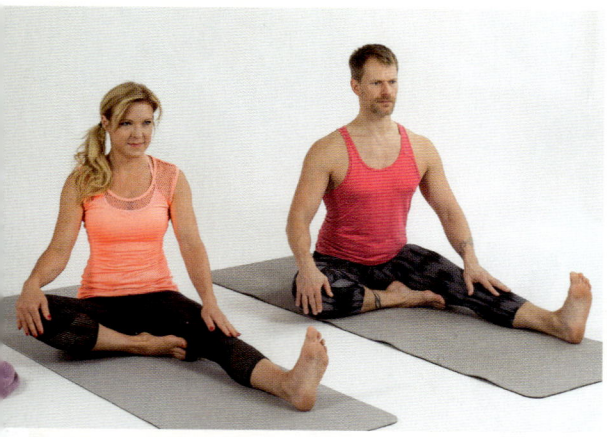

AUSGANGSPOSITION: LANGSITZ

Ein Bein ist gestreckt, wobei der Fuß aktiv bleibt, indem die Zehen zum Schienbein gezogen bzw. geflext werden. Legen Sie den Fuß des anderen Beins an den Innenschenkel des gestreckten Beines. Der Fuß drückt dabei leicht an den Innenschenkel, somit wird das Becken parallel stabilisiert. Belasten Sie bewusst beide Sitzbeinhöcker.

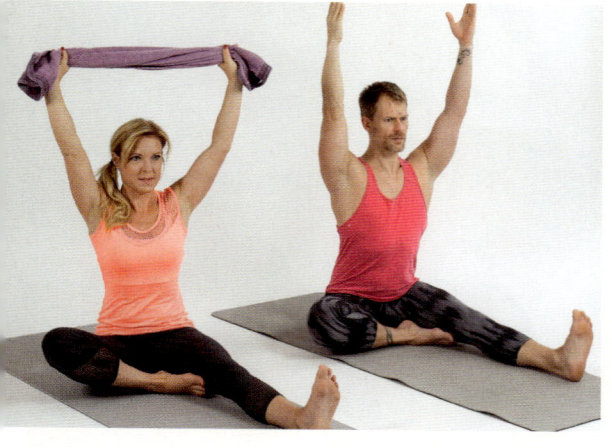

ÜBUNG 1: VORBEUGE MIT EINEM BEIN

Heben Sie die Arme über die Seite Richtung Decke, richten Sie die Wirbelsäule in die Länge auf und heben Sie das Brustbein. Beugen Sie sich nun aus den Hüften nach vorne und fassen Sie den Fuß des gestreckten Beines. Falls Sie Schwierigkeiten haben, das Bein zu fassen, können Sie mithilfe eines Handtuchs die Arme verlängern.

Halten Sie die Position mindestens für 5 tiefe Atemzüge: bei jeder Einatmung das Brustbein verlängern, bei jeder Ausatmung weiter in die Position reinsinken

Lösen Sie die Position auf, indem Sie den Fuß loslassen, das Kinn zur Brust ziehen und langsam zurück in den Langsitz aufrollen.

Wichtig: Gehen Sie nun gleich in die Übung 2 und 3 über, bevor Sie die Seite wechseln!

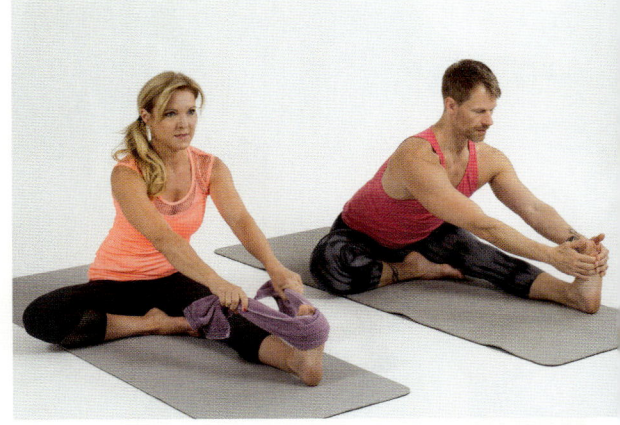

ÜBUNG 2:
DREHSITZ

Stellen Sie das angezogene Bein auf und platzieren Sie den Fuß fest am Boden. Richten Sie die Wirbelsäule gut auf und legen Sie den gegenüberliegenden Arm um das Knie. Atmen Sie ein und drehen Sie sich mit der Ausatmung zurück. Blicken Sie in der Rotation über die Schulter.

Halten Sie auch diese Position für mindestens 5 tiefe Atemzüge. Bei jeder Einatmung das Brustbein verlängern, bei jeder Ausatmung weiter in die Rotation gehen.

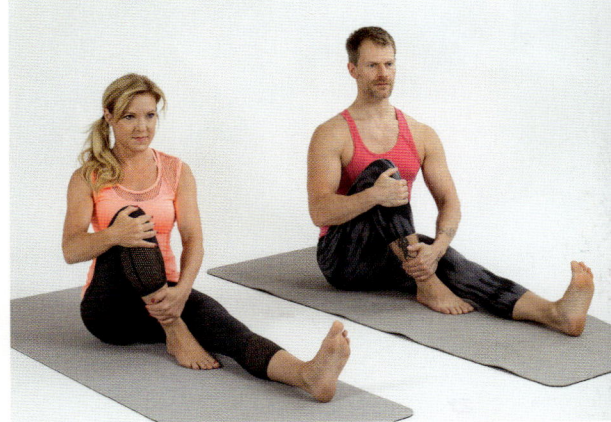

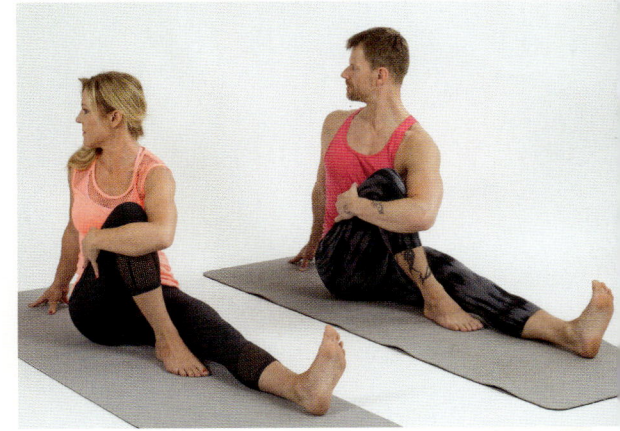

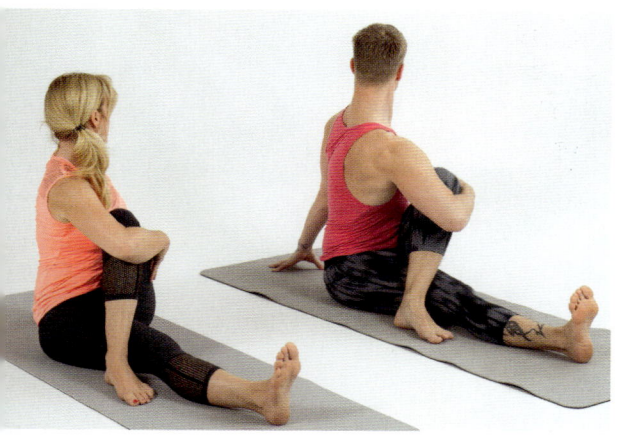

VARIATION 3

Sie können Übung 2 intensivieren, indem sie das angezogene Bein über das Gestreckte stellen.

Darauf sollten Sie achten: Die Wirbelsäule immer in die neutrale Länge ziehen bzw. aufrichten! Nur dadurch kann der Lendenbereich bei Übung 1 problemlos in die Vorbeuge gehen oder der Brustbereich bei Übung 2 besser in die Rotation kommen.

Lange Atemzüge spielen bei den beiden Hauptübungen eine besonders wichtige Rolle. Empfehlung: Ein- und Ausatmung immer ca. 5 Sekunden!

ÜBUNG 3:
EINROLLEN / AUFROLLEN *(Abb. rechts)*

Diese mobilisierende Übung dient als Übergang zur anderen Seite. Erst danach wechseln und wieder mit Übung 1, diesmal seitenverkehrt, beginnen!

Sitzen Sie aufrecht und winkeln Sie die Beine an. Verankern Sie die Hände in den Kniekehlen. Rollen Sie sich langsam zurück, bis die Arme gestreckt sind. Dabei ans Ausatmen denken! Die Finger sollten sich nicht lösen. Rollen Sie sich mit dem Einatmen vor und richten Sie am Ende die Wirbelsäule auf. Ca. 5 Wiederholungen und dann Seitenwechsel in die Lang- und Drehsitzübungen!

GUT ZU WISSEN

Die Vorbeuge mit einem Bein ist von seiner
Wirkung her kühlend, der Drehsitz hingegen
wirkt wärmend und das Ein- und Aufrollen
wieder kühlend. Die Wechsel zwischen kühlend und wärmend wirken positiv auf die
Durchblutung des Bindegewebes und der
Organe, das Herz-Kreislauf-System und das
vegetative Nervensystem.

Außerdem verbessert die Vorbeuge mit einem
Bein die Beweglichkeit der gesamten Körper-
rückseite, während im Drehsitz die Bauch-
und Beckenorgane durch die tiefen Atemzüge
massiert werden, was wiederum die Hormonproduktion stimuliert.

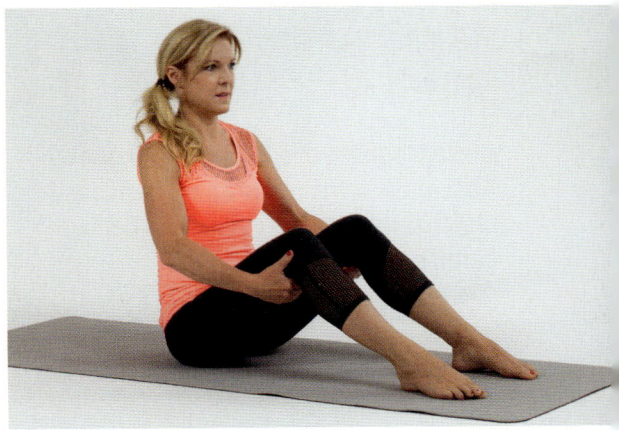

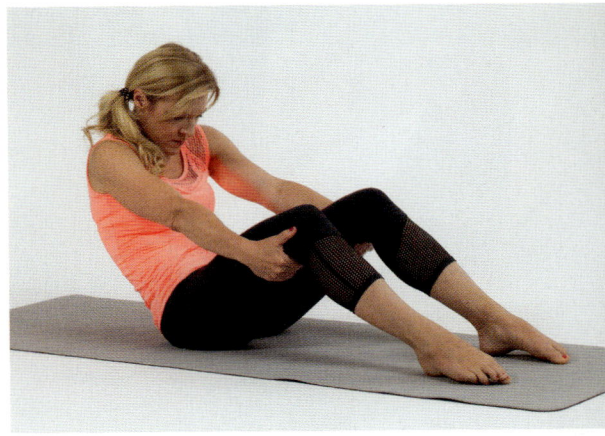

BEWERTUNG					
BEWEGLICHKEIT	✓	✓	✓	✓	
KOORDINATION	✓	✓			
FASZIEN	✓	✓	✓	✓	✓
HORMONSYSTEM	✓	✓	✓	✓	

ÜBUNGSSERIE 5:
SPÜREN UND REFLEKTIEREN

Diese Übungsserie bildet den krönenden Abschluss. »Nachspüren« ist angesagt. Gleichzeitig wird der gesamte Beckenbereich mobilisiert.

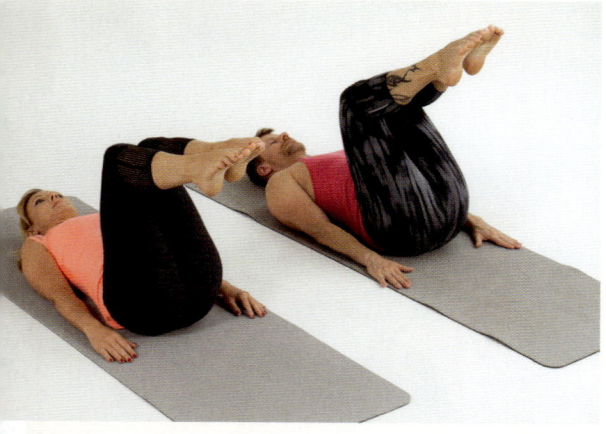

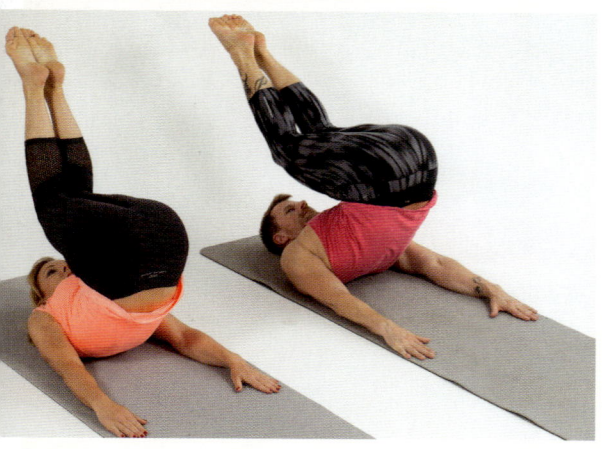

AUSGANGSPOSITION:
RÜCKENLAGE

Becken, Schultern und Kopf werden jetzt bequem abgelegt, die Wirbelsäule liegt lang und neutral auf dem Boden. Platzieren Sie die Arme neben dem Oberkörper. Die Handflächen liegen am Boden. Stellen Sie die Beine auf und platzieren Sie die Füße hüftschmal und parallel.

ÜBUNG 1:
SCHULTERBRÜCKE

Ziehen Sie nun die Füße etwas näher heran, die Fersen befinden sich etwas unter den Knien. Kippen Sie das Becken und rollen Sie es über den unteren Rücken Wirbel für Wirbel auf. Halten Sie das Becken für mind. 5 tiefe Atemzüge oben.

Darauf sollten Sie achten: Jetzt heißt es »hinspüren«. Achten Sie auf die Auflage unter den Füßen, den Handflächen, Oberarmrückseiten und dem Schultergürtel. Kopf und Nacken bleiben druckfrei, der Kopf gerade und die Knie parallel (kein »O« oder »X«). Stellen Sie sich vor, das Steißbein würde in die Kniekehlen »ziehen«.

Lösen Sie die Position auf, indem Sie langsam Wirbel für Wirbel wieder abrollen und in der Rückenlage nachspüren.

ÜBUNG 2:
UMKEHRHALTUNG

Nehmen Sie die Knie zur Brust und drücken Sie die Hände nah am Körper fest in den Boden. Mit etwas »Schwung« das Becken heben und die Knie in Richtung Kopf bringen.

Wichtig: Sofort mit den Händen am unteren Rücken das Becken stützen.

Bringen Sie die Knie nun eng zur Stirn, während Sie den Kopf dabei druckfrei auf der Matte liegen lassen. Halten Sie die Position für mind. 5 tiefe Atemzüge und spüren Sie, wie sich die Wirbelsäule in ein langes »C« weitet und mit der Ausatmung wieder zusammenzieht.

Lösen Sie die Position auf, indem Sie das Kinn zum Brustbein ziehen, die Hände wieder nah am Körper auf die Matte legen und Druck ausüben. Rollen Sie jetzt langsam das Becken zum Boden ab und halten Sie dabei den Kopf so lange angehoben, bis die Füße wieder auf der Matte platziert sind. Dann Kopf ablegen und nachspüren.

Darauf sollten Sie achten:
Bei der Schulterbrücke und der Umkehrhaltung immer den Kopf gerade halten. Blicken Sie auch nicht zur Seite, der Stress in den Strukturen der Halswirbelsäule wäre zu groß.
Auch sollte der Schwerpunkt beider Positionen immer auf dem Schultergürtel liegen, dadurch bleibt der Kopf- und Nackenbereich druckfrei bzw. belastungsfrei.

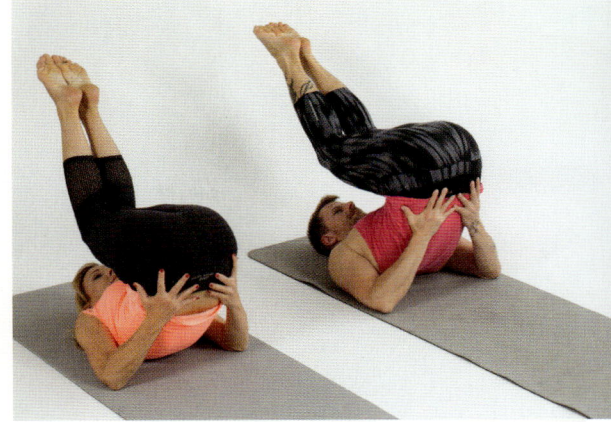

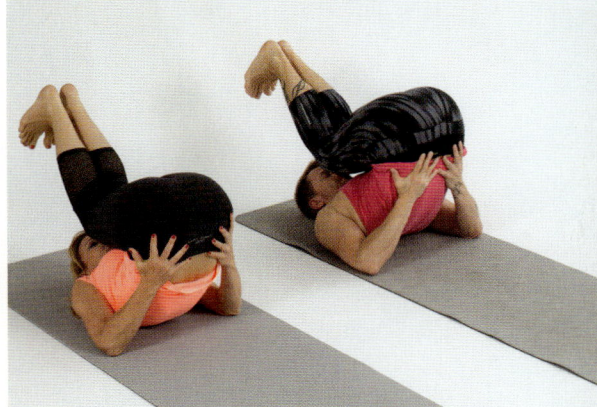

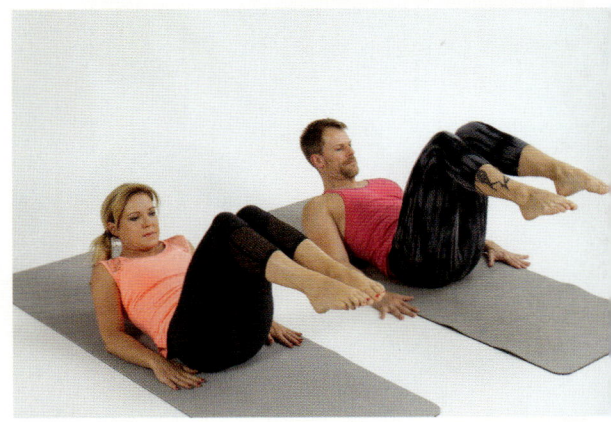

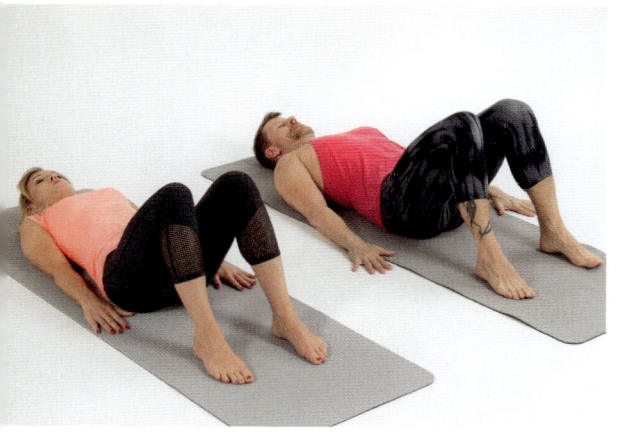

ÜBUNG 3:
»DER DIAMANT«

Lassen Sie ausgehend von der Ausgangsposition die Knie jeweils zur Seite fallen und legen Sie die Fußsohlen zueinander Legen Sie die Arme je nach Beweglichkeit im Schultergelenk hinter den Kopf. Am besten die Ellbogen leicht anwinkeln

Die Position mind. 5 tiefe Atemzüge halten – bei jeder Einatmung spüren, wie sich das Becken weitet, bei jeder Ausatmung darf sich das Becken wieder entspannen und schwerer in die Matte sinken.

Zum Auflösen die Hände zu den Oberschenkeln bringen, um das Schließen der Knie zu unterstützen. In der Ausgangsposition kurz nachspüren.

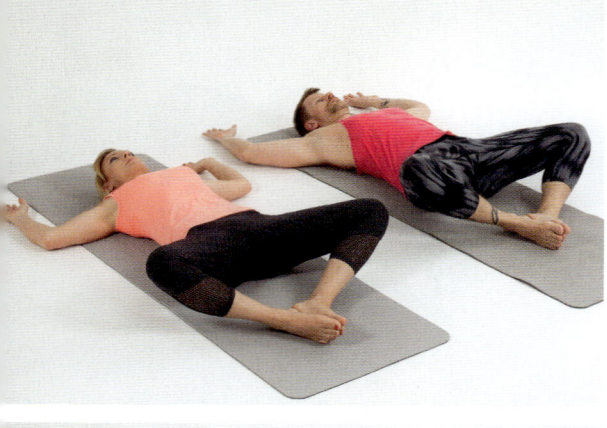

ÜBUNG 4:
»LAZY KNEES«

In der Ausgangsposition die Füße ca. schulterbreit platzieren. Die Knie dürfen jetzt nach innen fallen und sich aneinander anlehnen. Legen Sie die Arme entspannt neben den Oberkörper.

Genießen Sie in dieser Position die Endentspannung oder strecken Sie dafür nach mind. 5 tiefen Atemzügen die Beine aus und spüren Sie im Liegen mit der bewussten Wahrnehmung der Atmung die komplette Einheit nach.

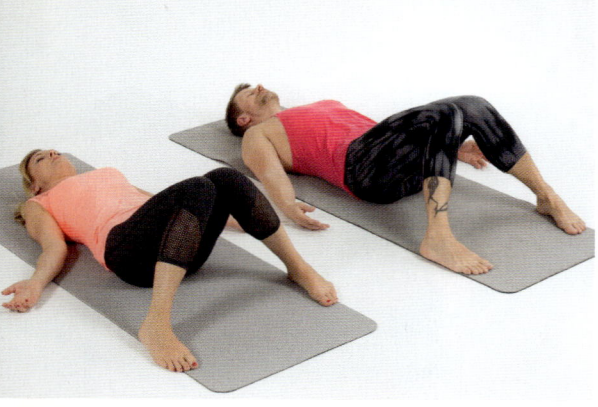

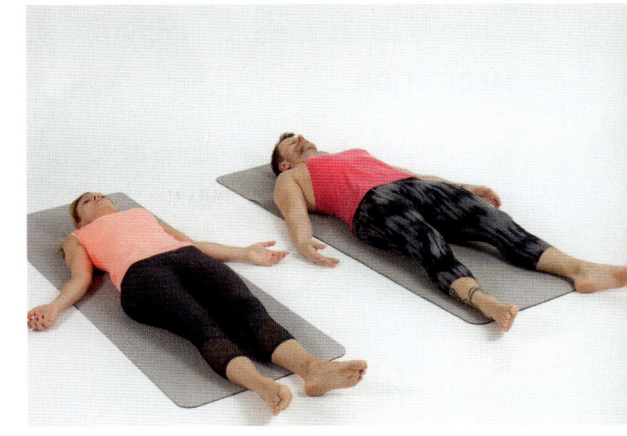

GUT ZU WISSEN

Der Wechsel zwischen der Schulterbrücke
(= Rückbeuge – wärmend) und der Umkehrhaltung (= Vorbeuge – kühlend) wirkt positiv
auf das Herz-Kreislauf-System sowie das
vegetative Nervensystem. Die endokrinen
Drüsen werden bei der Schulterbrücke und
der Umkehrhaltung gut durchblutet und
positiv stimuliert, da bei beiden Positionen
das Becken und das Herz über den Kopf
ausgerichtet werden.

TIPP

Durch Schließen der Augen lenken Sie
die Wahrnehmung nach innen und spüren bewusst die Kraft der tiefliegenden
Beckenboden-, Bauch- und Rückenmuskulatur. Setzen Sie alle drei Übungen
nacheinander um und wiederholen Sie
den Zyklus einmal, wobei Sie eine kurze
Pause im Fersensitz einschieben.

BEWERTUNG					
BEWEGLICHKEIT	✓				
KOORDINATION	✓	✓	✓	✓	✓
FASZIEN	✓	✓	✓	✓	
HORMONSYSTEM	✓	✓	✓		

MEDITATION

Wechseljahre bedeuten neben den körperlichen Veränderungen auch einen tiefgreifenden inneren Wandel. Die Gefühle spielen verrückt, Selbstzweifel, Ängste, Unsicherheit und Nervosität sind typische Anzeichen. Deshalb möchte ich Ihnen ans Herz legen, gerade in den Wechseljahren, mit täglichen Meditationen zu beginnen.

Das hat einen bestimmten Grund, bin ich doch zutiefst davon überzeugt, dass wir nicht nur im Außen, sondern vor allen Dingen auch im Inneren die Voraussetzungen für ein gutes Leben schaffen müssen. Wir sind so konditioniert, dass wir ununterbrochen damit beschäftigt sind im Außen unser Leben zu gestalten und zu verändern, Probleme durch Nachdenken und Handeln zu lösen. Die Folge ist, dass wir nur das ins Leben ziehen, was unser Denken und Fühlen zum jeweiligen Zeitpunkt beinhaltet. Klar ist für mich: Die meisten Probleme lösen sich nicht auf der Ebene auf der sie entstehen. Also, wenn sich Ihr Leben im Außen ändern soll und sie gut durch die Wechseljahre kommen wollen, sollten Sie dafür sorgen, sich auch innerlich besser zu fühlen.

Dabei ist die Art der Meditation, die Sie anwenden, gar nicht so entscheidend. Vielmehr ist wichtig, dass Sie sich überhaupt Zeit für sich selbst nehmen und in ihren Körper hinein horchen. Vielleicht spüren Sie schon länger, dass sich etwas verändert, dass Sie nicht mehr weitermachen können oder wollen wie bisher. Vielleicht spüren Sie auch unbewusst, dass es noch mehr geben muss als unsere sichtbare Welt, spüren vielleicht die Sehnsucht Ihrer Seele. Dann wäre jetzt ein guter Zeitpunkt, um dieser Sehnsucht nachzugeben und mit Meditation zu beginnen. Es ist ganz einfach: Das Wichtigste beim Meditieren ist nicht die Dauer, sondern die Kontinuität. Nehmen Sie sich für den Anfang drei Wochen lang eine tägliche Meditation vor. Es reichen schon morgens und abends je 10–15 Minuten. Eine sehr einfache und auch für Meditationsanfänger leicht zugängliche Methode, sind sogenannte »geführte Meditationen«, die speziell auf die Themen Ihrer jetzigen Lebenssituation abgestimmt sind. Also eine Meditation, die Ihnen hilft, sich in Ihrem Körper wohl zufühlen, die das Hormonsystem beruhigt und stabilisiert, die dazu führt, sich länger jung und schön zu fühlen. Eine Meditation, durch die Sie sich von alten Denk- und Gefühlsmustern befreien können. Bei geführten Meditationen hören Sie kurze gesprochene, oft mit einer beruhigenden Musik hinterlegte Texte und bringen sich und ihren Körper in einen entspannten Zustand. Durch tägliches Meditieren können Sie die Wechseljahre viel bewusster meistern. Sie werden erstaunt sein. Probieren Sie es aus. Schon nach kurzer Zeit werden Sie die wohltuenden Effekte spüren und nicht mehr missen wollen.

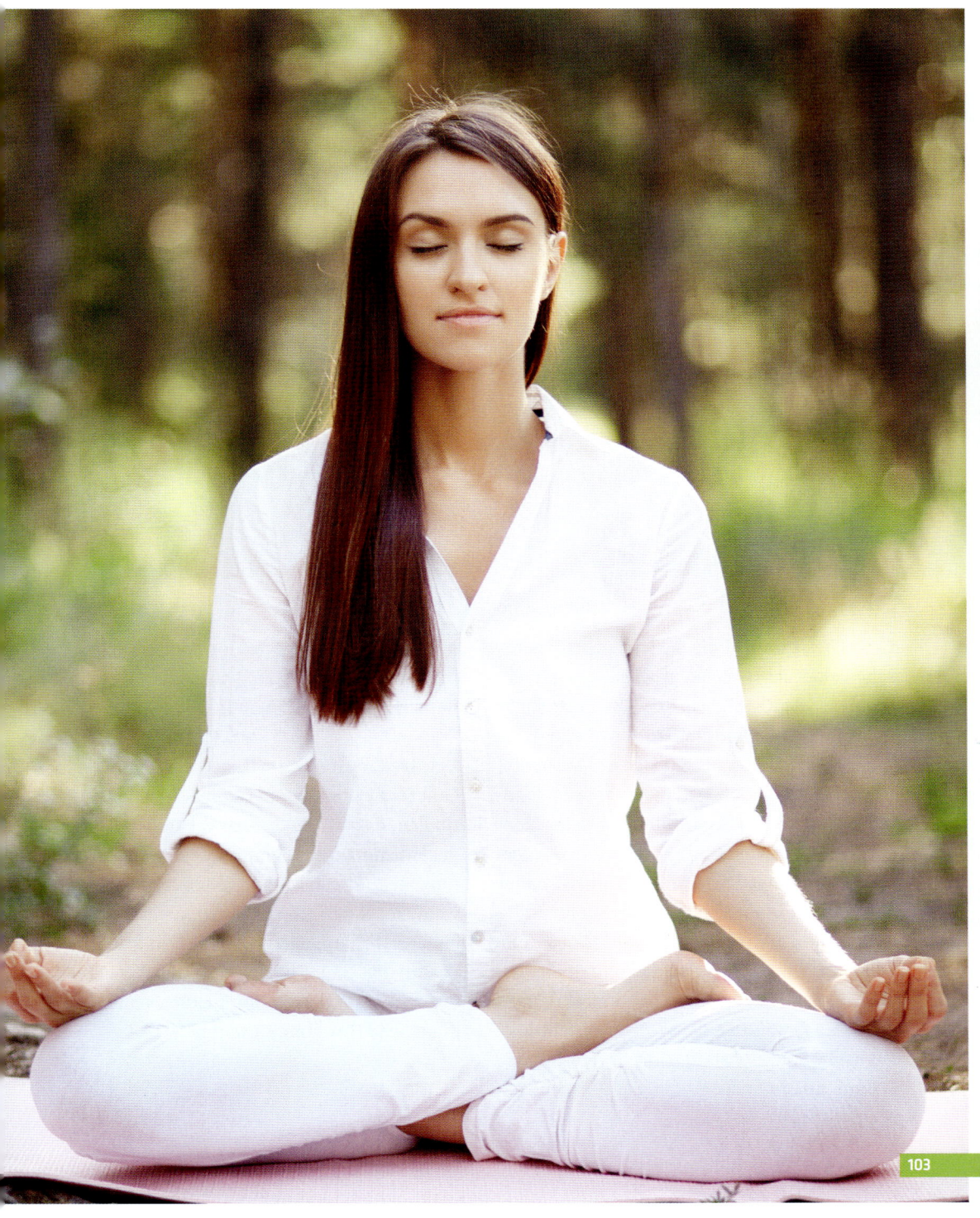

Wenn schon Hormonersatz, dann bitte natürlich!

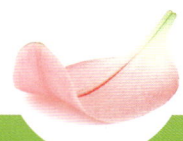

Auch heute noch setzen viele Ärzte bei der Behandlung typischer Wechseljahrbeschwerden auf die sogenannte Hormonersatztherapie. Es fällt auf, dass die Verabreichung von künstlichen Hormonen wieder ansteigt. Dabei werden künstlich veränderte Hormone verwendet. Für die Veränderung gibt es aber nur einen Grund und der ist wirtschaftlicher Natur: Damit die Industrie ihre Präparate patentieren kann, werden die Substanzen biochemisch verändert, was zu erheblichen Nebenwirkungen bis hin zu Krebs führt.

Das haben große klinische Studien inzwischen eindrucksvoll nachgewiesen (u. a. Womens Health Study in den USA und One Million Women Study in Großbritannien). Die Womens Health Studie der Harvard Medical School in den USA begann im Jahre 1993 und musste im Jahr 2004 aufgrund der vielen Nebenwirkungen vorzeitig abgebrochen werden. An der britischen One Million Women Studie nahmen zwischen 1996 und 2001 mehr als eine Million Frauen im Alter zwischen 50 und 64 Jahren teil. In dieser Studie ging es primär um die Auswirkungen der Hormonersatztherapie (HET) während der Wechseljahre. Die englische Studie bestätigte die Ergebnisse der US-amerikanischen Studien, dass Frauen, die künstlich veränderte Hormone einnehmen, ein höheres Risiko haben, als Frauen ohne Hormonersatztherapie.

Eine weitere Studie der Cancer Epidemiology Unit vom 13.02.2015 in Oxford hat herausgefunden, dass zu den bereits bekannten Risiken der Hormonersatztherapie der Eierstockkrebs hinzugekommen ist, und das bereits nach weniger als fünf Jahren Einnahme. Der Studienleiter Richard Peto findet es »sehr kritisch«, dass in den USA, England und auch bei uns die Zahl der Frauen zunimmt, die wieder künstliche Hormone einnimmt. [5]

»Fünf Millionen Frauen in Deutschland nehmen Hormone zum Schutz vor Altersleiden aller Art«, schrieb das Magazin DER SPIEGEL im Jahre 2001. Der Titel des Artikels lautete »Die große Hormonblamage« und bezog sich auf die Ergebnisse der beiden bisher größten Studien über die fatalen Auswirkungen von künstlichen Hormonen für die Gesundheit von Frauen. In den USA und Großbritannien wurden die Studien vorzeitig abgebrochen. Warum? Sie waren für die daran beteiligten Frauen nicht mehr zumutbar, da die Ergebnisse zeigten, dass die Einnahme von synthetischen, körperfremden Hormonen zu vermehrtem Auftreten von Brustkrebs, Thrombosen, Herzinfarkt und Schlaganfällen führte. 1975 fiel den Amerikanern zum ersten Mal auf, dass seit Beginn der Hormonersatztherapie mit künstlichen Hormonen (HET) die Rate an Gebärmutterkrebserkrankungen um 600 % stieg. Nach zusätzlicher Gabe von künstlichen Progestinen (chemisch verändertes Progesteron) stieg daraufhin auch die Brustkrebsrate sprunghaft an.

RISIKEN DER KÜNSTLICHEN HORMON-THERAPIE

Gynäkologische Fachgesellschaften wie die Deutsche Gesellschaft für Gynäkologie und Geburtshilfe, der Berufsverband der Frauenärzte und die Deutsche Menopausengesellschaft hält das allerdings nicht davon ab, weiterhin Desinformation zur künstlichen Hormontherapie in den Wechseljahren zu betreiben. Das FEMINISTISCHE FRAUEN GESUNDHEITS ZENTRUM in Berlin schreibt dazu in einem jüngst erschienen Artikel: »Wir wenden uns genauso wie das unabhängige arznei-telegramm, der Arbeitskreis Frauengesundheit und die Deutsche Gesellschaft für psychosomatische Frauenheilkunde und Geburtshilfe gegen diese Äußerungen, die eine ›Renaissance der Hormontherapie‹ begrüßen.«[6]

Ein weiterer Trend sind die ansteigenden Verordnungen von Antidepressiva für Frauen in den Wechseljahren. Lassen Sie sich nicht einschüchtern. Wie Sie sehen werden, geht es auch anders.

Frauen, die mehr als fünf Jahre lang kombinierte künstlich veränderte Östrogen-Gestagen-Präparate bekommen, haben ein fast doppelt so hohes Risiko, an Brustkrebs zu erkranken, wie Frauen, die diese Hormone nicht nehmen. Das zeigte die 2009 erstmals veröffentliche MARIE-Studie des Deutschen Krebsforschungszentrums und des Universitätsklinikums Hamburg-Eppendorf. Experten empfehlen Frauen deshalb, nicht länger als ein bis zwei Jahre diese veränderten Hormone zu schlucken. Die Dauer ist also entscheidend, aber viele Frauen fragen sich mittlerweile, wie hoch das ganz persönliche Risiko ist, künstlich veränderte Hormone zu nehmen. Besonders gefährlich ist die HET Hormonersatztherapie bei Thrombose- und Schlaganfallgefahr, bei Blutgerinnungsstörungen, bei Bluthochdruck und Raucherinnen.

Es drängt sich nun die Frage förmlich auf, warum wir synthetisch veränderte, künstliche Hormone nehmen sollten, wo es doch auch die natürlichen, bioidentischen Hormone gibt. Wie so oft geht es um das liebe Geld und um die Patentierbarkeit von Stoffen. Natürliche Stoffe wie Hormone, Vitamine, Pflan-

zenstoffe etc. kann man nicht patentieren, auch nicht, wenn sie im Labor 1:1 nachgebaut werden. Die Industrie hat somit kein Interesse daran, einen Stoff zu bewerben, der von jedem anderen genutzt werden kann. Also liegt es nahe, die natürlichen Stoffe zu verändern und unter einem gut klingenden Namen herauszubringen. Sie sind dann nur leider nicht mehr natürlich und haben oft gravierende unerwünschte Nebenwirkungen, wie die beiden großen Hormonstudien in den USA und Großbritannien bewiesen haben.

Dabei gibt es inzwischen eine natürliche Alternative: Statt künstlicher, veränderter Hormone können sogenannte bioidentische Hormone, auch als naturidentische oder biologische Hormone bezeichnet, und homöopathisch potenzierte Hormone eingesetzt werden, um nebenwirkungsfrei ein Hormonungleichgewicht auszubalancieren.

BIOIDENTISCHE HORMONE

Ein bioidentisches Hormon ist ein Hormon, welches in seiner atomaren Struktur genau dem Hormon entspricht, das der Körper selbst bildet. Bioidentische Hormone werden im Labor den körpereigenen Hormonen 1:1 nachgebildet. Als Ausgangsstoff dient dazu das Diosgenin, welches aus der Yamswurzel stammt. Die Yamswurzel selbst enthält kein Progesteron, was immer wieder zu Missverständnissen führt. Kapseln oder Cremes aus Yamswurzelextrakt sind weder mit naturidentischem Progesteron gleichzusetzen, noch sind sie eine Vorstufe von Progesteron. Mehr zur Yamswurzel auf Seite 118.

EXKURS – EVAS GESCHICHTE: NATÜRLICHE HORMONE STATT GEBÄRMUTTER-ENTFERNUNG

Eva arbeitet seit vielen Jahren in einem Fitnessclub und kümmert sich dort in der Kinderbetreuung unglaublich liebevoll um die Kleinen. Eva ist mit 51 Jahren in einem Alter, in dem der Körper schon mal gern Katz und Maus mit einer Frau spielt. So war das auch bei ihr und ihre Geschichte ist ein sehr gutes Beispiel für eine erfolgreiche ganzheitliche medizinische Behandlung.

»Meine Probleme begannen so circa vor einem Jahr. Unregelmäßige und starke Monatsblutungen und schmerzhafte Venenprobleme raubten mir den letzten Nerv. Auch mit dem Gewicht kam ich auf keinen grünen Zweig. Mein Körper speicherte Wasser ohne Ende und trotz Sport und gesunder Ernährung fühlte ich mich ständig aufgeschwemmt. Der erste Weg führte mich natürlich zu meinem Frauenarzt. Die Diagnose: Endometriose.

Ich sollte gleich mal die ganzen Herde im Rahmen einer Laparaskopie entfernen lassen. Genervt von meinen Beschwerden willigte ich ein. Besser wurde nach der Operation gar nichts. Ich ging ins Krankenhaus, wo man mir riet, die Gebärmutter doch einfach ganz entfernen zu lassen! Jetzt war ich richtig verunsichert. Die Gebärmutter raus? Da musste es doch einen anderen Weg geben!

Etwa zur gleichen Zeit kam ich über meine Chefin in Kontakt mit der hCG-Diät. Diese 21-Tage-Stoffwechselkur habe ich natürlich auch ausprobiert, was mir wirklich sehr gutgetan hat und zumindest in Sachen Gewicht ein Hoffnungsschimmer war.

Meine Chefin drückte mir dann das Buch ›Natürliche Hormontherapie‹ in die Hand. Ich verschlang dieses Buch in einem Zug und erkannte mich immer wieder selbst. Sollten meine Beschwerden einfach von einem hormonellen Ungleichgewicht herrühren? Über das Therapeutennetzwerk von ›Hormony‹ fand ich in meiner Stadt einen Spezialisten für natürliche Hormontherapie. Der Weg führte mich zu einem Gynäkologen, der sich nicht mit der reinen Schulmedizin zufrieden gibt, sondern einen ganzheitlichen Weg vertritt. Nach einem Hormon-Test war klar: Ich leide an einem starken hormonellen Ungleichgewicht. Mein Progesteronspiegel war zu niedrig, der Östrogenspiegel zu hoch. Östrogendominanz nennt man das. Mein neuer Arzt setzte auf eine Therapie mit naturidenten, bioidentischen Hormonen und hochdosiertem Vitamin D. Außerdem sollte ich auf basische Ernährung, Basenpräparate und viel Sport achten.

Was soll ich sagen: Schon nach zwei Wochen ging es mir deutlich besser. Die Venenprobleme verschwanden komplett und auch bei großer Hitze hatte ich keine Schmerzen mehr. Ich merkte, wie so langsam meine Energie *zurückkam, ich zunehmend fitter wurde. Meine Laune besserte sich von Tag zu Tag.*

Ich beschäftige mich jetzt noch mehr mit dem Thema Ernährung und habe festgestellt, dass es einige Nahrungsmittel gibt, die die Östrogendominanz sogar verstärken können, wie z. B. Tomaten, Milchprodukte oder Kaffee. Lauter Sachen, die ich immer gern und viel gegessen habe. Diese Produkte lasse ich jetzt auch weg.

Mein Fazit:
Die Schulmedizin kann viel, aber manchmal ist es wichtig, sich nicht mit vermeintlich schnellen ‚Lösungen‘ abspeisen zu lassen. Es ist unglaublich wichtig, sich mit seinem eigenen Körper zu beschäftigen, viel zu lesen und sich zu informieren. Man muss sein eigener Wohlfühlmanager werden und ich bin durch diese Therapie ein Riesenstück weitergekommen. Es gibt viele Wege zum Ziel und ich versuche jetzt einen möglichst natürlichen zu wählen.«

BIOIDENTISCHE HORMONE

Wenn ich von »natürlichen« Hormonen spreche, meine ich bioidentische Hormone, auch als naturidentisch, naturident oder biologisch bezeichnet. Die Vorteile bioidentischer Hormone liegen auf der Hand: Sie können, wenn sie sinnvoll eingesetzt werden, Wohlbefinden, Gesundheit und Jugendlichkeit fördern. Bei richtiger Dosierung und Indikation haben sie keine unerwünschten Nebenwirkungen, was man über künstlich veränderte Hormone nicht sagen kann. Nicht nur die Gehirnleistung, auch die Konzentration und die Stimmung verbessern sich. Sie unterstützen das Muskelwachstum, Fitness und Ausdauer, fördern Libido und Potenz. Bioidentische Hormone haben einen positiven Einfluss auf den gesamten Stoffwechsel und unterstützen den Körper dabei, schlank zu bleiben. Sie verbessern eine bestehende Osteoporose und verhindern bei rechtzeitiger Anwendung deren Entstehung. Bioidentische Hormone sind verschreibungspflichtig.

Über die Haut werden natürliche Hormone schnell und direkt vom Blutkreislauf aufgenommen, ohne dass die Leber sie verstoffwechseln muss. Von dort gelangen sie zu den passenden Rezeptoren im ganzen Körper. Durch die äußerliche Anwendung kommt man mit geringen Mengen des Hormons aus. Bioidentische Hormoncreme wird am besten abwechselnd an den dünnen und weichen Hautstellen aufgenommen, wie den Innenseiten der Unterarme, den Handgelenken, Handinnenflächen, Fußsohlen, Gesicht, Dekolleté und Hals. Achtung: Nicht direkt auf die Brust auftragen!

Neben bioidentischen Hormonen gibt es die homöopathisch potenzierten Hormone. Durch sie kann eine sanfte Stimulation der Hormondrüsen erreicht werden. Da Hormone in Picogramm gemessen werden, kann man sich vorstellen, welch unvorstellbar kleine Mengen eines Hormons benötigt werden. Dies mag auch erklären, weshalb eine niedrig potenzierte D4, in der noch eine verschwindend geringe Substanz eines Hormons vorhanden ist, bei vielerlei leichteren hormonbedingten Beschwerden wirkt. Insgesamt wird das Hormonsystem in Richtung »Normalität« reguliert. Mittlerweile gibt es neben Globuli auch homöopathische D4-Cremes.

Homöopathisch potenzierte Hormone sind zwar apotheken-, aber nicht verschreibungspflichtig. Sie können also auch von Heilpraktikern in ihrer Praxisarbeit angewendet werden.

FOLGENDE GRUNDSÄTZE SOLLTEN BEI JEGLICHER HORMONTHERAPIE BERÜCKSICHTIGT WERDEN

1. Man sollte nur behandeln, wenn Beschwerden vorhanden sind.
2. Eine Hormontherapie darf niemals ohne Arzt/Heilpraktiker erfolgen. Der Behandler sollte mit der Therapie mit natürlichen Hormonen vertraut sein.
3. Es sollte im Vorfeld ein Hormonspeicheltest gemacht werden.
4. Die Therapie sollte mit bioidentischen Hormonen, homöopathisch potenzierten Hormonen oder mit geeigneten Stoffen aus der Natur erfolgen.
5. Bei der Einnahme oder Anwendung von bioidentischen und homöopathisch aufbereiteten Hormonen sollte man einmal im Monat eine Pause von fünf Tagen einlegen, damit sich die Hormonrezeptoren wieder erholen können.
6. Die Dauer der Therapie ist entscheidend. Auch bioidentische (natürliche) Hormone sollten nur so lange wie nötig eingenommen werden.

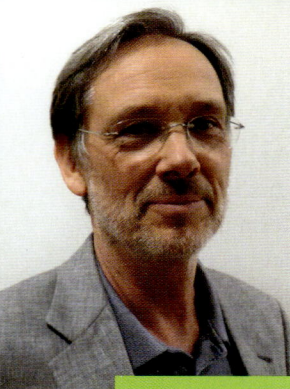

INTERVIEW MIT
DR. WOLFGANG PLAKOLM

Facharzt für Gynäkologie und Geburtshilfe, Spezialist im Bereich naturidenter Hormone

Herr Dr. Plakolm, ich habe gelesen, dass Sie bereits 2010 Ihre Ausbildung über naturidente bzw. bioidentische Hormone gemacht haben. Das ist recht ungewöhnlich als Gynäkologe. Wie sind Sie auf dieses Thema gekommen? Und was war der Auslöser?

Tatsächlich habe ich schon im Jahr 2009 begonnen, mit naturidenten Hormonen zu arbeiten. Eine Patientin, der ich nicht mehr helfen konnte, brachte mir einen Stoß von Unterlagen über die Rimkus-Therapie. Sie sagte, sie hätte mit Dr. Rimkus gesprochen und ich könnte ihn ruhig anrufen, wenn ich etwas wissen wollte. In der darauffolgenden Nacht las ich alles durch und bestellte am nächsten Morgen Rimkus-Kapseln für meine Frau. Die ersten Patienten waren Freunde und Verwandte und erst, als immer mehr Patienten dazukamen, machte ich die ersten Ausbildungen in Deutschland.

Mittlerweile betreuen Sie mit Ihrem Team über 6000 Patienten. Wie sind Ihre Erfahrungen und was sind die Vorteile naturidenter Hormone im Vergleich zur konventionellen Hormonersatztherapie?

Die Erfahrungen sind so, dass es auch nach sieben Jahren immer noch Freude macht, Menschen mit naturidenten Hormonen zu helfen. Es gibt mir ein gutes Gefühl, dass ich Mittel verordnen kann, von denen ich überzeugt bin, dass sie in den meisten Fällen helfen, die ich jederzeit selbst einnehmen würde (was ich auch mache) und von denen ich weitgehend verstehe, wie und warum sie wirken.

Mich interessiert besonders die Zeit der Wechseljahre bei Frauen und auch bei Männern. Wir behandeln junge und alte Frauen und Männer: etwa 4000 Frauen und 600 Männer. Die größte Gruppe bilden Frauen in den Wechseljahren. In den Wechseljahren zeigt sich der Vorteil der naturidenten Hormone gegenüber den synthetischen besonders deutlich. In kurzer Zeit kommt es zu einer Verbesserung der meisten Beschwerden und wenn man die Therapie vorsichtig anlegt, treten keine Nebenwirkungen auf.

Sind naturidente Hormone für alle Wechseljahrbeschwerden geeignet? Gibt es typische Beschwerden, bei denen sich eine Therapie mit naturidenten Hormonen besonders eignet? Und wo sehen Sie die Grenzen der Therapie?

Grundsätzlich eignet sich die Therapie mit naturidenten Hormonen für alle Wechseljahrbeschwerden. Bei Frauen sind Hitzewallungen und Schwitzen relativ leicht zu behandeln. Etwas mehr Geduld muss man meist bei den verschiedenen Schlafstörungen mitbringen und die psychischen und nervlichen Veränderungen sind individuell so unterschiedlich, dass ich keine allgemeine Aussage darüber treffen kann, nur die, dass auch diese Störungen erfolgreich zu behandeln sind. Die Männer, die uns aufsuchen, leiden meist unter verschiedenen Formen der Überforderung, viele sind ausgebrannt, gereizt, ungeduldig und sexuell unausgeglichen. Bei beiden Geschlechtern ist die Naturhormontherapie nur ein Teil der Therapie. Es gehört fast immer auch eine Änderung des Lebensstils dazu.

Die Grenzen der Therapie sehe ich bei schwerwiegenden psychischen Störungen, die schon seit vielen Jahren vor dem Wechsel bestanden haben und nun stärker geworden sind. Menschen so weit zu bringen, dass sie ohne Psychopharmaka auskommen und wieder aktiv sein können, ist eine schöne Aufgabe, die sehr oft, aber eben nicht immer gelingt.

Wann ist aus Ihrer Sicht der beste Zeitpunkt, um mit einer natürlichen Hormonergänzung zu beginnen?

Diese Frage kann man nicht allgemeingültig beantworten. Wenn jemand – ganz gleich in welchem Alter – Beschwerden hat, die mit dem Hormonsystem zusammenhängen können, sollte man zunächst die Hormonuntersuchung durchführen und nach diesem Ergebnis handeln.

Innerhalb welcher Zeit kann mit ersten Verbesserungen der Beschwerden gerechnet werden?

Bei den meisten Menschen verbessert sich ein Großteil der Beschwerden innerhalb von zwei bis vier Monaten. Beschwerden, die von einem Testosteronmangel herrühren, benötigen oft mehr als vier Monate, bis man eine Besserung feststellen kann.

Wie lange dauert eine Therapie mit naturidenten Hormonen im Schnitt?

Wenn junge Frauen naturidente Hormone brauchen, z. B. weil sie nach der Pilleneinnahme keine Regel mehr bekommen, dann dauert die Therapie zwischen einem halben Jahr und 2 Jahren. Menschen, die eine Naturhormontherapie in der zweiten Lebenshälfte anwenden, um den Alterungsprozess zu verlangsamen, hören mit der Therapie erst auf, wenn sie schon sehr alt geworden sind.

Welche Hormone müssen in der Praxis am häufigsten ergänzt werden und in welcher Form?

In unserer Praxis ist Progesteron die Nummer eins. Bei Frauen ist das Östriol das Hormon, das am zweithäufigsten verordnet wird. Dann erst kommen Östradiol und DHEA.

Welche unterstützenden Maßnahmen empfehlen Sie?

Ich empfehle passende Bewegung, maßvolle und stärkearme Ernährung und manchmal auch Nahrungsergänzungen. Wichtig ist ebenfalls eine gesunde Geisteshaltung.

Wird die Bedeutung der Hormone im Alterungsprozess unterschätzt?

Von mir sicher nicht. Nach sieben Jahren mit dieser Therapie habe ich genug lebende Beispiele, an denen man sieht und erlebt, dass Menschen mit ausgeglichenem Hormonspiegel nicht nur besser aussehen, sondern sich auch wohler fühlen und körperlich, seelisch und geistig den meisten Menschen des gleichen Alters, die keine Naturhormone nehmen, überlegen sind.

Welche Bedeutung hat Ihrer Meinung nach Vitamin D3?

Wäre es später entdeckt worden, hätte es einen anderen Namen und hieße vielleicht Sonnenhormon oder Allroundhormon oder so ähnlich. Da es zu den Hormonen gehört, sollte jeder Mensch ausreichend damit versorgt sein. Die Antitumorwirkung ist in Studien belegt und die antidepressive Wirkung erlebe ich bei Männern und Frauen gleichermaßen. Und dann schätze ich natürlich die positive Wirkung auf die Schleimhäute und zusammen mit dem Vitamin K2 die positive Wirkung bei Osteoporose oder Osteopenie.

In der Vitamin-D-Therapie hat es sich bewährt, anfangs die leeren Speicher mit einer höheren Dosierung aufzufüllen. Sehen Sie das bei den Steroidhormonen ähnlich?

Ich halte es eher so, dass ich die Hormone ganz sachte anhebe, bis der Spiegel passt. Selbst auf diese Weise kommt es manchmal zu Überdosierungen.

Hormonergänzung ist ein klassisches Frauenthema. Was hilft Männern, um gut durch die Zeit der Andropause zu kommen? Welche Ergänzung benötigen sie aus Sicht der natürlichen Hormontherapie? Gibt es weitere natürliche Substanzen, die Männern helfen? Die meisten Männer brauchen bereits ab dem Zeitpunkt, zu dem sie zu uns in die Praxis kommen (30 – 75 Jahre), Progesteron. Viele benötigen auch DHEA und wer kein Testosteron mehr selbst produzieren kann, der ist für eine Ergänzung dieses Hormons äußerst dankbar. Auch Männer müssen ihren Lebensstil ändern und brauchen manchmal spezielle Nahrungsergänzungen. Dabei arbeite ich mit

Ärztinnen zusammen, die sich darauf spezialisiert haben.

Arbeiten Sie auch mit Phytohormonen oder anderen natürlichen Ergänzungen? Gibt es Stoffe aus der Natur, die Sie neben naturidenten Hormonen Frauen in den Wechseljahren empfehlen?

Mit Phytohormonen arbeite ich nur sehr wenig, ich setze aber manchmal Humulone ein, das sind Pflanzenstoffe aus ganz bestimmten Hopfensorten mit hormonartiger Wirkung. Auch Bienenpräparate sowie Zeolith und Gerstengras zur Entgiftung setze ich gerne ein. Die meisten Menschen, die zu uns kommen, sind aber in diesen Bereichen meist schon gut versorgt.

Sie tauschen sich in einem Netzwerk von Apothekern über naturidente Hormone aus. Wo geht die Reise hin und was sind Ihre neuesten Erkenntnisse dazu?

In dieser Gruppe aus Apothekern entwickeln wir Neuerungen auf dem Gebiet der naturidenten Hormontherapie. Es sollte nicht mehr vorkommen, dass naturidente Hormone in erdölbasierte Cremen eingearbeitet werden. Es gibt natürliche Cremen, die in der Lage sind, Hormone aufzunehmen und nach dem Transport durch die Haut wieder freizusetzen. Es werden bald natürliche Gele auf den Markt kommen, die das noch besser können, und

dann wird man nur noch ganz geringe Hormondosen benötigen, um ein Hormongleichgewicht zu erreichen. Interessant ist auch die Kombination von Hormontherapie mit sanfter Elektromedizin.

Sie schreiben an Ihrem ersten Buch zu diesem Thema. Welche Schwerpunkte bearbeiten Sie darin?

Ich habe den Titel meines Hormonvortrages *Aufrecht bis ins hohe Alter. Menschenhormone für Menschen* übernommen. Nach kurzer Einleitung wird das Hormonsystem auf eine ganz persönliche Art und Weise erklärt und ich weise auf Faktoren hin, die zum gesunden Altwerden notwendig sind. Die naturidente Hormontherapie erläutere ich anhand von Einzelfallanalysen. Ein Kapitel handelt von der Hormonkontamination. Das ist die Übertragung von Hormonen von einem Menschen auf einen anderen. Das Buch wird im Frühjahr oder Frühsommer 2017 erscheinen.

DER HORMONSPEICHELTEST SCHAFFT KLARHEIT

Die freien, aktiven Hormone finden sich im Blutplasma, im Speichel und teilweise im Urin. Ob die Hormone aus dem Gleichgewicht sind, kann mit einem Blut-, Speichel- oder Urintest bestimmt werden.

In den letzten Jahren wurde der Hormonspeicheltest perfektioniert. Da diese Testmethode relativ neu und in Europa noch weitgehend unerprobt ist, stehen ihm viele medizinische Fachleute skeptisch gegenüber. In den USA ist das bereits seit vielen Jahren anders. Beim Test von Hormonen muss man beachten, dass für die Ermittlung sicherer Werte nur die freien, aktiven Hormone relevant sind, denn nur diese geben darüber Auskunft, wie viele Hormone der Körper aktuell wirklich bildet.

Bei einem Bluttest wird die Gesamtheit aller im Blut enthaltenen Hormone gemessen, die freien Hormone wie auch die an ein Transportvehikel gebundenen, inaktiven Hormone. Ohne eine weitere Untersuchung kann man nicht ermitteln, wie viel die gebundenen Hormone wirklich ausmachen. In einem zweiten Schritt müssten die Transportmoleküle von der Gesamthormonmenge subtrahiert werden, was aber nicht der Fall ist. Bei einem Hormonspeicheltest entfallen die

Bestimmung und Berechnung der Transportmoleküle, da von vornherein nur die freien Hormone gemessen werden.

Der Hormonspeicheltest ist bei Hormonen wie Cortisol, Melatonin und den Geschlechtshormonen Östradiol, Östriol, Progesteron, Testosteron und DHEA aussagekräftiger, unkomplizierter und um vieles genauer als ein Bluttest. Mit dem Speicheltest können selbst geringste Veränderungen genau nachgewiesen werden.

Stellen Sie sich nur einmal den Aufwand vor, zu jeder Probe, die auch noch zu den unterschiedlichsten Zeiten gewonnen wird, ins Labor zu müssen, geschweige denn, sich jeweils in die Vene pieksen zu lassen. Beim Speicheltest hingegen erhält der Patient mehrere Röhrchen nach Hause geschickt, je nach bestelltem Profil, die er nach einer genauen Anleitung zu den jeweils angegebenen Zeiten befüllt. Um ein genaues Bild über die Hormonlage zu erhalten, wird immer mehrmals getestet. Bei einem Wechseljahre- oder Basisprofil wird zweimal im Abstand von 30 Minuten direkt nach dem Aufwachen getestet. Bei Melatonin wird der Test um 2 Uhr nachts gemacht. Beim Tagesprofil Cortisol (Stressprofil) gibt es 3 Testungen im Verlauf des Tages. Allein diese Uhrzeiten sprechen schon für diese Methode. Die Probe bleibt bei Raumtemperatur ca. eine Woche und länger stabil. (Sollte ein Wochenende zwischen der Probe und dem Versand liegen, sollte man sie so lange im Kühlschrank aufbewahren.)

Die Hormonwerte werden von einem medizinischen Labor ermittelt, das sich auf Speicheldiagnostik spezialisiert hat. Weitere Vorteile des Hormonspeicheltests sind die leichte Handhabung und Durchführbarkeit. Darüber hinaus ist er um vieles billiger als ein Bluttest und kann, wenn nötig, in kürzeren Abständen wiederholt werden. (Noch ein Wort zum Urintest, der in erster Linie in den USA durchgeführt wird: Für diese Methode ist es nötig, den Urin über 24 Stunden in einem größeren Behälter zu sammeln. Neben dem hohen Aufwand ist ein weiterer Nachteil, dass man nicht alle Steroidhormone über den Urin messen kann.)

Der Preis des Hormonspeicheltests richtet sich nach der Anzahl der getesteten Hormone. Je nach Hormon ist mit 20 bis 30 Euro zu rechnen. Die Speicheltests sind häufig zu bestimmten Profilen zusammengesetzt. Es macht keinen Sinn, ein einzelnes Hormon zu testen.

Um einen guten Überblick über die wichtigsten Hormone im Zusammenhang mit den Wechseljahren zu bekommen, empfehle ich, folgende fünf Hormonwerte bestimmen zu lassen: Östradiol, Progesteron, DHEA, Testosteron und Cortisol. Bei trockenen Schleimhäuten kann auch Östriol getestet werden, bei Schlafstörungen zusätzlich Melatonin. Bei Stress kann ein Tagesprofil Cortisol mit DHEA sinnvoll sein.

HORMONWERTE

Die optimalen Hormonwerte sind von Mensch zu Mensch unterschiedlich. Dabei spielen u. a. die Entwicklung in der Pubertät, die Körpergröße und viele weitere Faktoren eine Rolle. Ein groß gewachsener Mensch hat z. B. viel höhere HGH-Werte als ein kleinerer Mensch. Dazu kommt ein altersbedingter Abfall der Hormone.

Leider gibt es beim Speicheltest noch keine Standardisierung. Labore nutzen unterschiedliche Messverfahren und haben ihre eigenen Referenzbereiche. Das macht es schwierig bis unmöglich, eine übergreifende Beurteilung der Testergebnisse zu erreichen.

Dazu kommt, dass die Norm- oder Referenzwerte nicht die individuellen Werte der Hormonkonzentration eines Menschen widerspiegeln, sondern nur die Durchschnittswerte aller Getesteten. Es wäre deshalb empfehlenswert, im jüngeren Alter (Mitte 30 bis Mitte 40) seinen Hormonstatus testen zu lassen. Wenn dann nach einigen Jahren die Hormonproduktion nachlässt und man erneut einen Speicheltest machen lässt, hat man auf Basis der früheren Werte eine aussage-kräftige Einschätzung der eigenen Hormonsituation.

Ideal ist es, wenn die Auswertung der Laborergebnisse mit einem erklärenden Text und Hinweisen für eine mögliche Therapie erfolgt. So ist das Testergebnis auch für Laien verständlich und Sie können mit Ihrem Arzt darüber sprechen. Wichtig: Hormone nie im

Alleingang ergänzen! Um einen nachhaltigen Behandlungserfolg zu erzielen, ist eine Wiederherstellung der hormonellen Balance wichtig, reicht aber alleine oft nicht aus. Eine gute Anamnese, ein ganzheitlicher Blick auf die Organe und eine Ergänzung mit Vitalstoffen tun das Übrige.

Auf *www.hormony.de* finden Sie eine ständig aktualisierte Liste von Ärzten und Heilpraktikern, die mit der Therapie mit biologischen Hormonen vertraut sind, sowie Apotheken, die Erfahrung in der Herstellung von bioidentischen und homöopathisch aufbereiteten Hormonen haben.

HORMONSTIMULANZIEN AUS DER NATUR

An dieser Stelle möchte ich neben den bereits angesprochenen Heilpilzen und Vitamin D weitere Hormonstimulanzien aus der Natur erwähnen, die Ihre Hormonproduktion auf sanfte Weise anregen können: Die sogenannten Phytohormone sind hormonstimulierende Pflanzen, die meist nur auf ein spezielles Hormon einwirken.

Phytohormone können sowohl pflanzlich in der Ursubstanz (Urtinktur) als auch homöopathisch verwendet werden. Zur sanften Regulierung des Hormonspiegels haben sich bei leichteren Beschwerden auch kombinierte Pflanzenmischungen, sogenannte Komplex-

UMSTELLUNG VON KÜNSTLICHEN HORMONEN AUF BIOIDENTISCHE HORMONE

Es gibt kaum eine Frau, die ohne Beschwerden über mehrere Jahre hinweg künstliche Hormone eingenommen hat. Die meisten Frauen fühlen sich durch die hohe Östrogenbelastung massiv beeinträchtigt. Nicht selten mussten sich Frauen Operationen unterziehen wie z. B. Myom- und Gebärmutterentfernung. Es ist kaum bekannt, dass künstliche Hormone ausgeschlichen werden müssen, da es sonst zu massiven Beschwerden bzw. Entzugser-

scheinungen kommen kann. Eine Umstellung von künstlichen Hormonen auf bioidentische Hormone sollte langsam und unter therapeutischer Anleitung geschehen. Die Umstellung kann Monate dauern und braucht Geduld. In meinem Buch »Natürliche Hormontherapie«, das in Zusammenarbeit mit der Ärztin Frau Dr. Annelie Scheuernstuhl entstand, gehen wir ausführlich auf die Behandlung hormonbedingter Beschwerden und deren Behandlung ein.

mittel, aus überwiegend pflanzlichen Substanzen bewährt.

Einige der Phytohormone wirken speziell auf »frauentypische« Hormone ein wie die Gruppe der Östrogene, andere sind spezialisiert auf typische »Männerhormone« wie Testosteron. Da aber alle Hormone bei beiden Geschlechtern vorkommen – wenn auch in unterschiedlicher Konzentration –, sind die meisten Phytohormone sowohl für Frauen als auch für Männer geeignet. Pflanzliche Substanzen können sich in ihrer Wirkung gegenseitig ergänzen, wie die Verbindung von Phytohormonen mit Heilpilzen zeigt.

Eines sollte man bei der Anwendung von Phytohormonen jedoch wissen: Sie können, wie andere Hormone auch, die Hormonrezeptoren besetzen – mit dem Nachteil, dass ihre Wirkung manchmal zu schwach ist, um schwere hormonbedingte Beschwerden zu lindern. In diesen Fällen empfehle ich bioidentische/naturidentische Hormone oder die Homöopathie, allerdings nie ohne therapeutische Hilfe und Begleitung, was ganz generell für die Anwendung von Hormonen gilt. Die Entscheidung, welche Hormonergänzung für Sie die Richtige ist, sollten Sie in jedem Fall mit Ihrem Arzt oder Heilpraktiker besprechen.

TRAUBENSILBERKERZE

(Cimicifuga) ist ein Phytohormon, das östrogenähnliche Wirkung hat. In zahlreichen klinischen Studien konnten eindeutige positive Effekte bei Östrogenmangel (Östradiolmangel) nachgewiesen werden, ohne dass man die oft zu starken Wirkungen von Östradiol befürchten muss. Bewährt hat sich Traubensilberkerze bei Beschwerden wie Hitzewallungen, Schweißausbrüchen, Nervosität, Reizbarkeit, Schlaflosigkeit und depressiven Verstimmungen. Sie hilft aber auch bei Asthma, Herzbeschwerden und leichter Diabetes. Traubensilberkerze wirkt in Kombination mit Johanniskraut. Diese Pflanze kann die Wirkung vieler Arzneimittel verstärken.

MÖNCHSPFEFFER (Agnus castus,

Keuschlamm) wirkt auf die Progesteronbildung ein und kann Symptomen einer beginnenden Östrogendominanz entgegenwirken. Er stimuliert die Freisetzung des Luteinisierenden Hormons (LH) und unterstützt damit den Eisprung und die Bildung des Gelbkörpers, aus dem Progesteron entsteht. Gleichzeitig hemmt es die Sekretion des Follikelstimulierenden Hormons (FSH), was für die Reifung der Eibläschen (Follikel) in den Eierstöcken und für den Anstieg des Östrogens verantwortlich ist. Mönchspfeffer senkt den Prolaktinspiegel und hemmt dessen Freisetzung durch die Hypophyse. Er ist eine Heilpflanze, die traditionell bei verschiedenen Frauenleiden wie dem prämenstruellen Syndrom, Wechseljahrbeschwerden oder Zyklusstörungen zum Einsatz kommt.

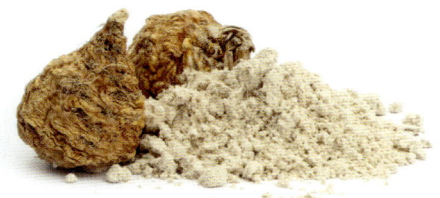

YAMSWURZEL ist z. B. in Mexiko und anderen Ländern ein Grundnahrungsmittel, ähnlich wie bei uns die Kartoffel. Yamswurzel enthält Diosgenin, aber kein Progesteron, was immer wieder zu Missverständnissen führt. Im menschlichen Organismus kann Diosgenin nicht in Progesteron umgewandelt werden. Diosgenin hat eine schwache Östrogenwirkung. Yams wirkt entspannend, entzündungshemmend und stimmungsaufhellend. Yamswurzel-Urtinktur unterstützt bei Progesteronmangel homöopathisch potenziertes Progesteronum D4.

ROTKLEE wirkt vor allem durch seinen hohen Gehalt an Isoflavonen auf die Hormonbildung. In der Menopause kann Rotklee bei Hitzewallungen helfen. Er stärkt das Herz, hat positiven Einfluss auf die Stimmung, den Schlaf und auch auf die Haut. Neben Rotklee ist Soja der Hauptvertreter der Isoflavone. Die Meinung der Wissenschaft über Isoflavone ist kontrovers. Deshalb sollten sie bei Gefahr von Brustkrebs nicht verwendet werden.

MACA wächst in den südamerikanischen Hochanden und gilt nicht nur bei den Inkas als »Super Food«, z. B. als natürliches Aphrodisiakum. Eine gute Wirkung zeigt Maca bei Wechseljahrbeschwerden wie Hitzewallungen, sexueller Lustlosigkeit, bei Stress, Erschöpfung und bei Schilddrüsenunterfunktion. Männern hilft sie bei Potenzproblemen und Libidomangel. Sportler nutzen Maca zur Leistungssteigerung. Es ist ein bewährtes, natürliches Heilmittel, das sich positiv auf die gesamte Hormonbalance auswirkt. In Kombination mit Heilpilzen entsteht eine gute Synergie.

Aus **SOJA** gewonnene Erzeugnisse, insbesondere fermentierte Sojabohnen, Miso oder Tempeh sind ein milder Östrogenersatz. Die Hauptwirkung von Soja basiert auf dem hohen Gehalt an Isoflavonen, diese können unangenehme Hitzewallungen und Schweißausbrüche vermindern. Die Isoflavone in Rotklee sind dabei allerdings um vieles wirkungsvoller als die von Soja. Auch kann zu viel Soja schädlich sein, wie der Exkurs auf Seite 75 zeigt.

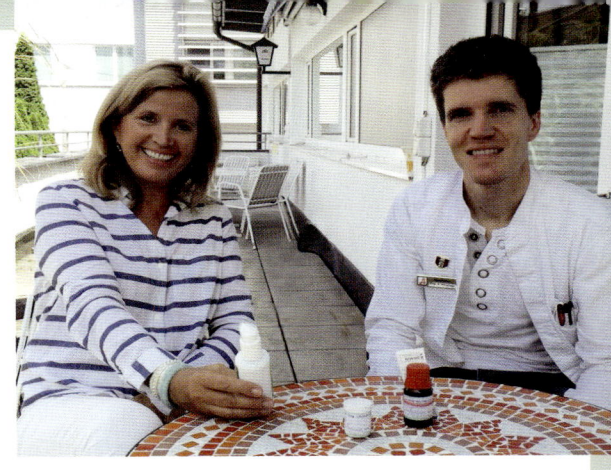

INTERVIEW MIT MAG. PHARM. SIMON WINDHAGER

Apotheker der Raphael Apotheke in Salzburg. Er ist spezialisiert auf die Herstellung bioidentischer Hormone.

Herr Windhager, wie sind Sie zur Herstellung von bioidentischen Hormonen gekommen?

Ich hatte immer schon ein großes Interesse an der alten Handwerkskunst der Apotheker: dem Anfertigen und Zubereiten von galenischen Mischungen. Wenn es blubbert, dampft und zischt, dann schlägt das Apothekerherz höher. Auch wenn es meistens nicht so spektakulär abläuft, sondern häufig viel Recherche, Sichtung von Studien und Versuchsabfolgen anstehen, so juckt mich doch die Herausforderung, eine hochwertige pharmazeutische Lösung zu erarbeiten.

Sie haben sich in Österreich mit anderen Apotheken zu einer Gruppe »Hormonapotheker« zusammengefunden. Welche sind Ihre Erkenntnisse nach einigen Jahren Erfahrung?

Wir sind hier eine Gruppe von Apothekern, die sich alle schon mit dem Thema Hormontherapie beschäftigt hatten. Allerdings jeder alleine und jeder für sich. Vor einiger Zeit begannen wir uns zu treffen und uns auszutauschen. Hiervon konnten wir alle sehr viel profitieren und viele wertvolle Infos austauschen.

Auch wir haben die Schwierigkeit, dass es kein Handbuch über bioidentische Hormone gibt, in dem wir nachschlagen könnten, auch im Studium hört man nichts darüber. Seit wir uns über unsere Erfahrungen austauschen und uns mit Rat und Tat zur Seite stehen, sind insgesamt das Niveau in der Produktion und die Qualität der Ergebnisse bei allen um ein ganzes Stück angestiegen.

Sie verwenden nur natürliche Hormone für Ihre Produkte. Warum?

Es gibt auf dem Markt sehr viele unterschiedliche Hormonqualitäten. Wichtig ist die richtige Quelle: Wir verwenden ausschließlich Hormone pflanzlichen Ursprungs. Hier achten wir z. B. darauf, dass das Progesteron, welches wir in den Cremes verarbeiten, nur aus der Yamswurzel gewonnen wurde und nicht aus Soja, wegen möglicher Isoflavone bzw. Genmanipulation der Pflanzen.

Hormon ist nicht gleich Hormon. Manche penetrieren gut durch die Haut und liefern eine gute Bioverfügbarkeit. Andere können das nicht. Das ist der Grund, warum sich Unterschiede in der Wirkung feststellen lassen, obwohl eigentlich die gleiche Menge an Hormon verwendet wurde. Eine wichtige Voraussetzung ist die richtige Mikronisierung, d. h., die richtige Größe der Partikel. Nur wenn die Partikelgröße klein genug ist, kann das Progesteron leicht und gut durch die Hautschichten aufgenommen werden.

Da selten nur ein Hormon fehlt, kann die Anwendung verschiedener natürlicher Hormone für den Patienten kompliziert sein. Wie handhaben Sie dieses Problem?

Das Positive ist: Viele Hormone lassen sich gut kombinieren – und zusammen in einer Creme verarbeiten. Das vereinfacht die Anwendung und ist für die Patienten bequem und unkompliziert anwendbar. Diejenigen Wirkstoffe, die sich nicht mischen lassen, werden dann über einen anderen Weg gegeben. Hier arbeiten wir auch mit Kapseln oder Lutschtabletten, manchmal auch mit einer zweiten Creme, welche zu einem anderen Tageszeitpunkt – z. B. abends vor dem Schlafengehen – verwendet wird.

Es gibt verschiedene Darreichungsformen für bioidentische Hormone: micronisierte Cremes, vaginale Cremes, sublinguale Tabletten und Hormonkapseln. Bei welchen Beschwerden werden die verschiedenen Darreichungsformen eingesetzt?

Die Vielfalt an Beschwerden erfordert eine Vielfalt an Lösungen: Am häufigsten werden Cremes verwendet, welche den Wirkstoff über die Haut aufnehmbar machen. Wenn eine intensivere Wirkung notwendig ist, werden auch Kapseln zum Einnehmen ergänzt. Lutschtabletten, die unter die Zunge gelegt werden, haben den Vorteil, dass die Wirkung besonders rasch eintritt – wenn das in Akutfällen, wie z. B. Angstattacken, Schlaflosigkeit – erforderlich ist.

Manchmal ist eine Wirkung nur lokal (z.B. im Vaginalbereich) erwünscht. Für diese Zwecke haben wir die Vaginalcreme entwickelt, welche eine lokale Anwendung sehr erleichtert.

Sie sind ein Befürworter davon, die Dosierung anfangs hoch genug anzusetzen, da sonst die Erfolge zu lange auf sich warten lassen. In der Vitamin-D-Therapie hat es sich bewährt, die leeren Speicher mit einer hohen Dosierung aufzufüllen. Wie sind Ihre Erfahrungen diesbezüglich?

Natürlich ist das gesamte Hormongleich-gewicht etwas sehr Sensibles und erfordert daher die aufmerksame Zuwendung eines erfahrenen Arztes. Unseren Erfahrungs-werten nach ist das von Ihnen angesprochene Dosierschema das bisher am besten bewährte. Das entspricht der Grundregel der Pharma-kologie und Pharmakokinetik: Erst muss der Wirkstoff auf die gewünschte Höhe gebracht werden – danach wird er mit einer niedrigeren Erhaltungsdosis beibehalten. Der Vergleich mit dem Vitamin-D-Stoffwechsel ist dabei sehr passend. Nur mit einer kräftigen Steige-rungsdosis kann der erforderliche Vitamin-D-Spiegel in überschaubarer Zeit erreicht wer-den. Das interessante dabei ist: Vitamin D und z. B. Progesteron sind sich in ihrer Struk-tur sehr ähnlich – sie sind sozusagen eng miteinander verwandt. Deswegen wird auch neuerdings das Vitamin D nicht mehr unbe-dingt den Vitaminen zugerechnet, sondern den Hormonen bzw. den Prohormonen.

Wie sind Ihre Erfahrungen mit Phytohor-monen und welche empfehlen Sie aufgrund Ihrer Erfahrung?

Phytohormone sind oftmals das Mittel der ersten Wahl, weil sie frei verkäuflich sind. Diese können oftmals auch positive Effekte bringen wie beispielsweise Rotklee. Der-zeit wird das Thema Phytohormone jedoch durchaus kontrovers diskutiert. Es gibt For-schungsergebnisse, die eine gute Wirkung

belegen, und andere, die wenig Nutzen bzw. sogar Nachteile behaupten. Argumentiert wird hier mit der Struktur der Phytohormone, welche zwar pflanzlich sind, aber dennoch für den Körper ein Fremdhormon darstellen. Hier müssen wir noch etwas abwarten, bis ausreichend Studienergebnisse vorliegen, um eine abschließende Beurteilung abgeben zu können.

Gibt es aus Ihrer Sicht Präparate, die sich besonders für die Wechseljahre bei Frauen und Männern eignen?

Auf jeden Fall. Man kann davon ausgehen, dass Phytopräparate wie Traubensilberkerze und Rotklee als sicher gelten. Die Anwendung hat eine lange Tradition und eine häufig gute Wirkung. Wer eine hormonfreie Therapie be-vorzugt, der kann Präparate auf Blütenpollen-basis oder Macawurzel verwenden. Auch hier gibt es gute Ergebnisse und eine gute Datenla-ge. Die weiteren Therapieempfehlungen rich-ten sich auch sehr nach der Art der Beschwer-den. Wenn Antriebslosigkeit, depressive Ver-stimmungen oder Schlafstörungen vorliegen, gibt es von Johanniskraut bis Passionsblume oder Griffonia viele gute pflanzliche Alterna-tiven. Auch bei Schleimhauttrockenheit oder Schmerzen beim Geschlechtsverkehr kann auf natürliche Art geholfen werden. Gelee oder Zäpfchen mit Hyaluronsäure können eine wertvolle Hilfe sein.

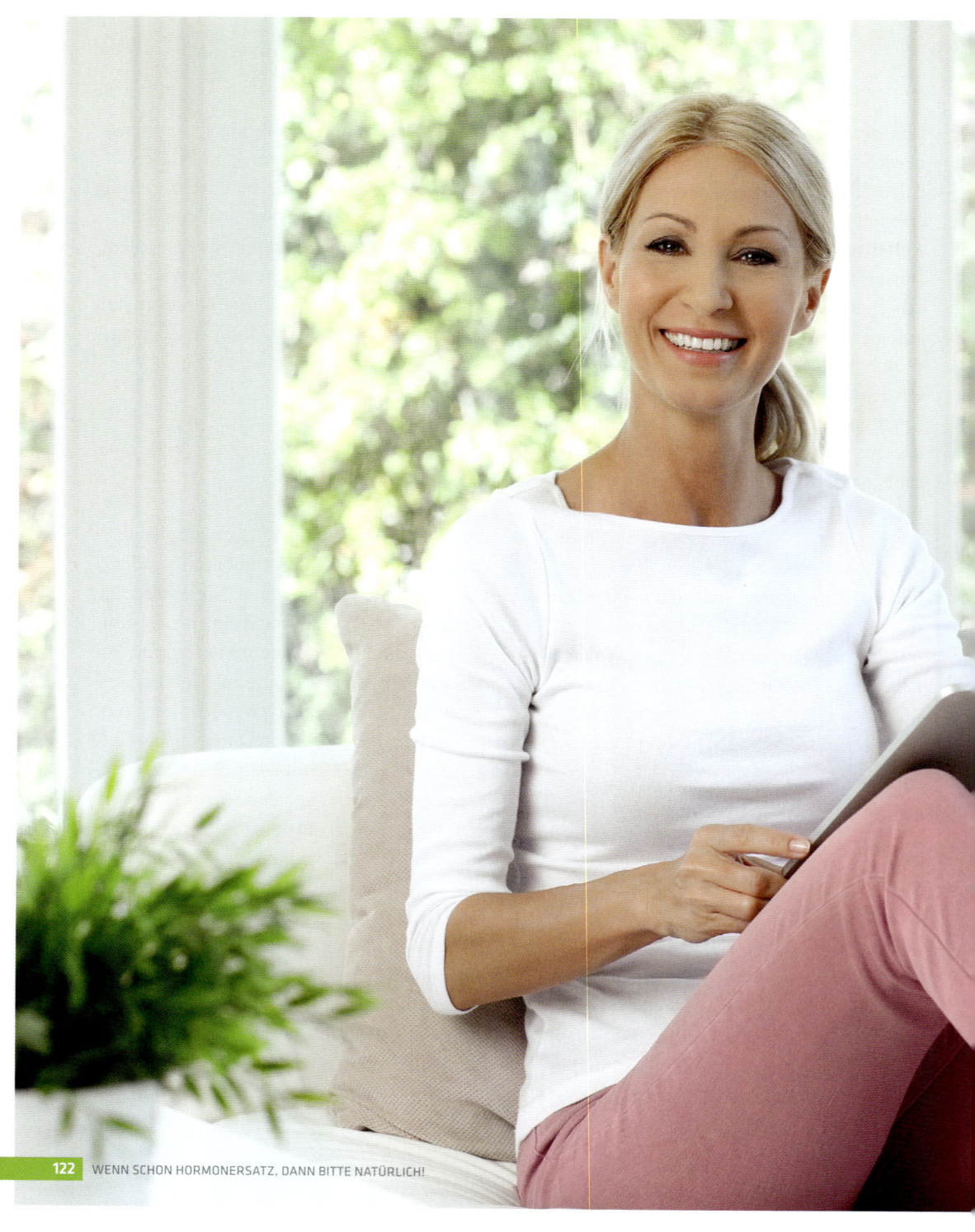

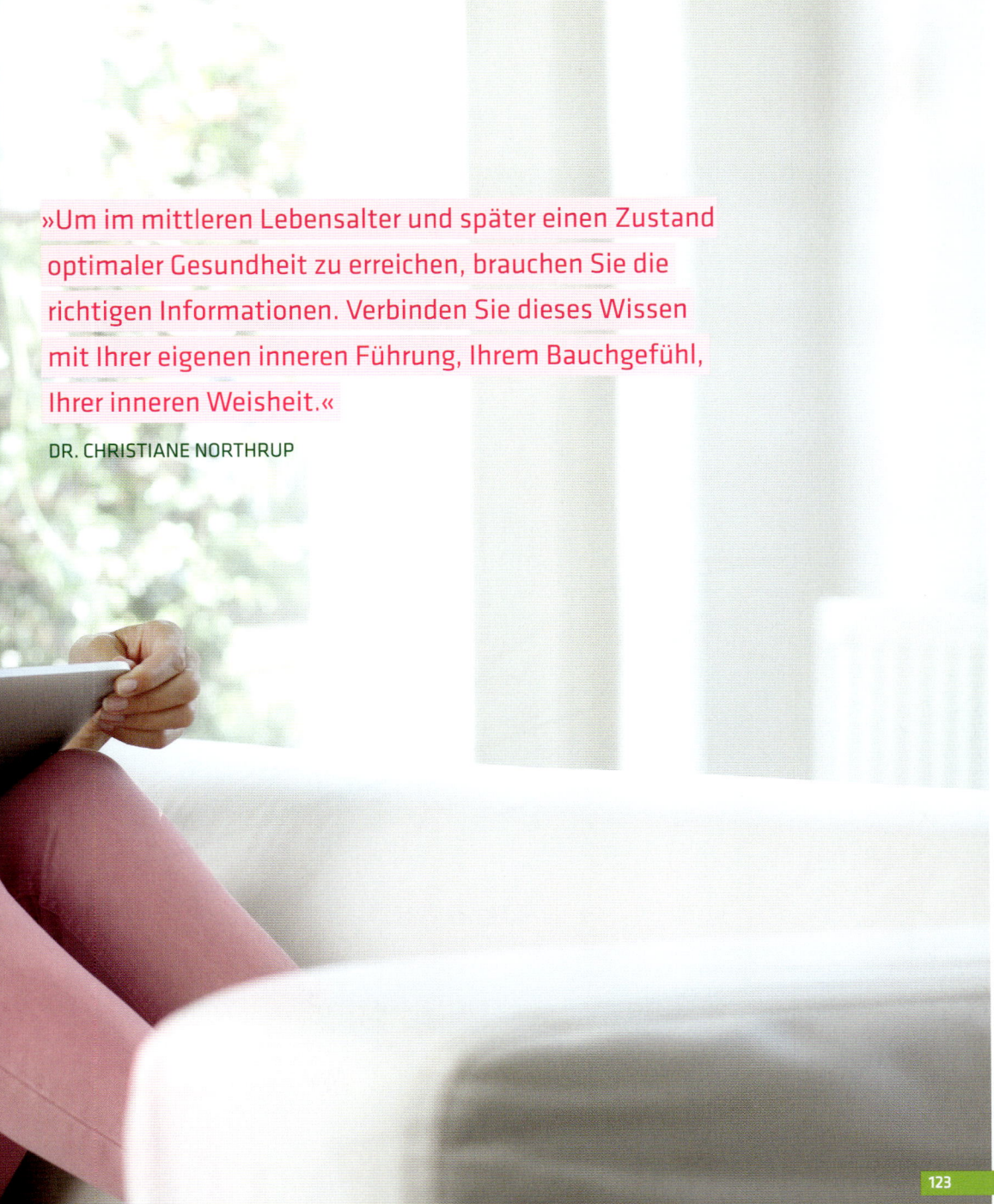

»Um im mittleren Lebensalter und später einen Zustand optimaler Gesundheit zu erreichen, brauchen Sie die richtigen Informationen. Verbinden Sie dieses Wissen mit Ihrer eigenen inneren Führung, Ihrem Bauchgefühl, Ihrer inneren Weisheit.«

DR. CHRISTIANE NORTHRUP

Anhang

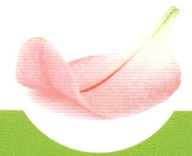

Die wichtigsten Hormone und ihre Bedeutung

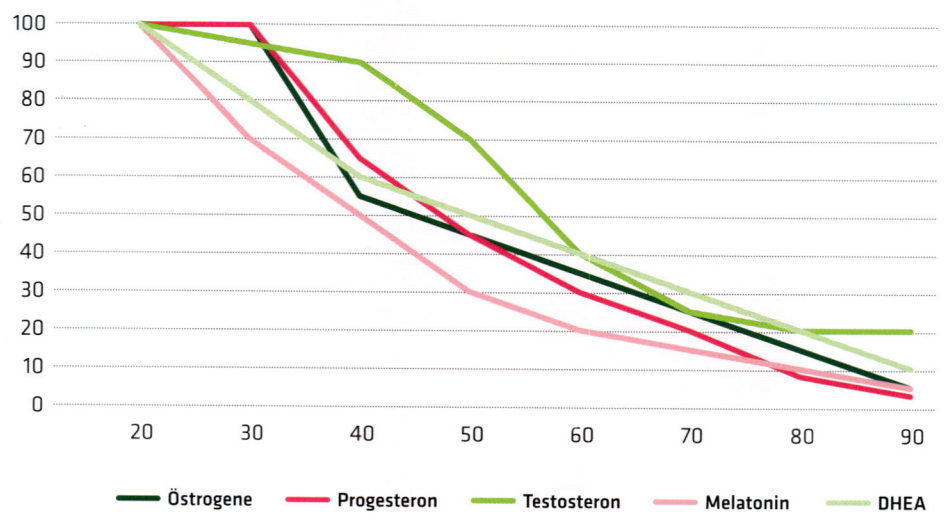

Abb. 9. Rückgang der Hormone

1. Progesteron – das Wohlfühlhormon

Progesteron oder auch Gelbkörperhormon genannt, ist ein Hormon, das eine Schlüsselrolle im Hormongeschehen einnimmt. Bei Frauen sorgt es während einer Schwangerschaft für das Wohlbefinden von Mutter und Kind. Aber auch für Männer ist es wichtig: Als Vorläuferhormon ist Progesteron für die Bildung von Cortisol, Testosteron und Östrogen unverzichtbar. Wie bei vielen anderen Hormonen auch wird die Wirkung von Progesteron immer noch unterschätzt.

Progesteron hat einen ausgeprägt positiven Einfluss auf unser Gehirn. Es wirkt antidepressiv, schützt die Nervenstränge, ist gut für das Gedächtnis, die Konzentration und das Erinnerungsvermögen. Es beruhigt und sorgt für einen guten Schlaf. Zudem ist es wichtig für die Stabilität der Knochen, verlängert die Lebensdauer der Hautzellen, fördert die Kollagenbildung, ist gut gegen Faltenbildung, mobilisiert Energie aus Fett und unterstützt die Wasserausscheidung. Auf die Schilddrüse hat Progesteron ebenfalls eine unterstützende Wirkung. Durch ausreichend Progesteron verbessert sich der Fett- und Zuckerstoffwechsel und bietet dadurch einen Schutz vor Altersdiabetes.

Als Gegenpol des Testosterons ist Progesteron bei Männern für die Gesunderhaltung der Prostata wichtig und bremst deren Wachstum. Bei Frauen ist es für das Zustandekommen und den Erhalt einer Schwangerschaft unerlässlich, da es die Gebärmutter auf den Empfang des Embryos vorbereitet.

Zwischen dem 30. und 40. Lebensjahr lässt die Bildung von Progesteron als eines der ersten Hormone nach. Dadurch kommt es bei vielen Frauen, und etwas zeitverzögert auch bei Männern, zu einem Ungleichgewicht zwischen Progesteron und Östradiol (einem Östrogen): Eine sogenannte Östrogendominanz ist die Folge. Progesteron ist der wichtigste Gegenspieler des Östradiols. Es hat einen regulierenden Einfluss auf Östradiol und wird benötigt, um dieses Östrogen »in Schach zu halten« bzw. auszubalancieren.

Andererseits unterstützen sich diese beiden Hormone auch gegenseitig. Für die Interpretation von Progesteron ist deshalb nicht nur der absolute Progesteron-Wert entscheidend, sondern auch das Verhältnis (Quotient) zu Östradiol. Die Beziehung zwischen Östradiol und Progesteron ist von höherer Wichtigkeit und aussagekräftiger als die Einzelwerte der beiden Hormone. Dies hat DR. JOHN LEE, ein Pionier der natürlichen Hormontherapie, herausgefunden. Nach DR. LEE sollte das Verhältnis Östradiol zu Progesteron mindestens 1:300 betragen. Auch da gehen die Meinungen, welche Ratio nun die Richtige ist, auseinander. Ausschlaggebend ist ein Verhältnis, bei welchem sich der Patient/die Patientin wohlfühlt, auch wenn die Ratio zwischen Östradiol und Progesteron nach einer Kontrolle sehr viel höher ausfällt. Im Einzelfall entscheidet Ihr Arzt, welche Ratio für Sie und Ihre Beschwerden am besten ist und mit welcher Dosierung das körperliche und seelische Wohlbefinden während der Wechseljahre zu erhalten oder wiederzuerlangen.

Wichtig: Da die Wirkung von Östradiol sehr stark ist, muss es immer durch genügend Progesteron ausbalanciert werden. Ein dauerhaft zu niedriger Progesteronspiegel kann die Symptome einer Östrogendominanz nicht mehr regulieren.

FOLGENDE SYMPTOME KÖNNEN AUF EINEN PROGESTERONMANGEL HINDEUTEN

- typische Wechseljahrbeschwerden
- Gesicht und Körper sind aufgeschwemmt
- Wassereinlagerungen
- geschwollene, schmerzhafte Brüste
- angespanntes, nervöses Gesicht

- plötzliche Aggressionen, Depressionen, Vergesslichkeit, Konzentrationsstörungen
- Leistungsabfall und Energiemangel
- nachlassende Lust auf Sex

- Gewichtszunahme

- aufgetriebener Bauch mit Fettansammlung
- Kopfschmerzen und Migräne
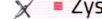
- Zysten in Brust und Eierstöcken, Myome

- Rückenschmerzen
- Probleme mit der Blase
- Funktionsstörung der Schilddrüse
- Blutdruckschwankungen
- Osteoporose (Verlust der Knochenmasse)
- PMS (prämenstruelles Syndrom), Unfruchtbarkeit

AUCH BEI MÄNNERN KOMMT ES IM LAUFE DER JAHRE ZU EINEM ABFALL DES PROGESTERONSPIEGELS UND DAMIT ZU FOLGENDEN SYMPTOMEN UND BESCHWERDEN

- Probleme mit der Prostata
- Abnahme der Fruchtbarkeit
- Konzentrationsschwäche, Vergesslichkeit, Unfähigkeit klar zu denken
- fehlende psychische Ausgeglichenheit bis hin zu Depressionen, Aggressionen
- Sinnlosigkeit und Leere
- fehlende Libido
- Herzrhythmusstörungen, Herzklopfen, Schwankungen des Blutdrucks
- Gefäßkrämpfe, Kopfschmerzen
- Energielosigkeit
- Zunahme des Körpergewichts
- Schilddrüsenprobleme

2. Pregnenolon – das Gedächtnishormon

Pregnenolon ist ein Vorläuferhormon für zahlreiche Hormone wie Progesteron und DHEA und unterstützt andere Hormone. Es kann auch die Bildung von Progesteron sanft steigern und dadurch für ein ausgeglichenes Verhältnis zwischen einem zu hohen Östradiol- und einem zu niedrigen Progesteronwert sorgen. Bisher ist es noch wenig erforscht, könnte aber eine ähnlich wichtige Rolle einnehmen wie das Progesteron.

EIN AUSREICHEND HOHER PREGNENOLONSPIEGEL ...

- bekämpft die Folgen von Stress und Müdigkeit
- senkt den Cholesterinspiegel
- schützt Herz und Arterien
- verbessert die Leistung des Gehirns, die Konzentration und das Erinnerungsvermögen (Schutz vor Alzheimer)
- lässt Selbstvertrauen und Vertrauen ins Leben ansteigen
- erhält die Leistungsfähigkeit trotz schlechter Lebensführung, z. B. wenig Schlaf

EIN ZU GERINGER PREGNENOLON-SPIEGEL VERURSACHT ...

- abnehmende Gedächtnisleistung und Konzentrationsfähigkeit
- Stress
- Depression
- Müdigkeit
- schwache körperliche Konstitution
- erhöhte Anfälligkeit für Krankheiten
- reichlicher Harnfluss
- Gelenkschmerzen

3. Östrogene – die Frauenhormone

Die Bezeichnung »Östrogene« umfasst eine Gruppe von Hormonen. Dazu gehören Östron, Östradiol und Östriol. Das wichtigste Hormon in dieser Gruppe ist das Östradiol. Das mengenmäßige Verhältnis der drei Östrogene zueinander sieht bei Frauen ungefähr so aus: Östron > Östradiol > Östriol = 10 % > 10 % > 80 % bis 20 % > 20 % > 60 %. Daraus geht hervor, dass das mengenmäßig stärkste Östrogen das Östriol ist.

Die Gruppe der Östrogene ist nicht nur verantwortlich für die Entwicklung des weiblichen Körpers. Mithilfe von Östrogen kann die Haut ausreichend Fett und Wasser speichern, was für eine glatte Haut und schöne Haare sorgt. Zusätzlich fördert es die Kollagenbildung, steuert die Körpertemperatur und hilft beim Durchschlafen. Östrogen schützt das Herz-Kreislauf-System, indem es die Gefäße elastisch hält, und Osteoporose vorbeugt.

ÖSTRON *(im Englischen auch als Estron oder als E1 bezeichnet)*

Östron wird in den Eierstöcken, in der Nebennierenrinde und im Fettgewebe gebildet, wo es auch gespeichert wird. Aus ihm werden die beiden anderen Östrogene Östradiol und Östriol gebildet. Östron gewinnt nach der Menopause an Bedeutung, da die Eierstöcke dann nur noch wenig Östradiol produzieren.

Es stammt dann vor allem aus der Umwandlung des Androstendions der Nebenniere und wird bei übergewichtigen Frauen vermehrt im Fettgewebe gebildet.

ÖSTRADIOL *(im Englischen auch als Estradiol oder als E2 bezeichnet)*

Östradiol ist der Hauptvertreter der Östrogene und das weibliche Fruchtbarkeitshormon. Es fördert den Aufbau der Gebärmutterschleimhaut zur Aufnahme der befruchteten Eizelle. Die ersten 10 bis 14 Tage im Zyklus einer Frau stehen unter dem Einfluss von Östradiol. Am 14. Tag (Eisprung) erreicht das Östradiol seine höchste Konzentration. In der zweiten Hälfte des Zyklus dominiert hingegen das Progesteron.

Östradiol fördert die gute Laune und die Lebensfreude. Es weckt das sexuelle Verlangen und sorgt für eine gut befeuchtete Vaginalschleimhaut.

ÖSTRIOL *(im Englischen auch als Estriol oder E3 bezeichnet)*

Östriol wird in der Leber aus dem gespeicherten Östron gebildet. Im Gegensatz zum Östradiol geht von Östriol kein Zellwachstum aus. Östriol hält die Schleimhäute gesund und feucht. Es hilft bei trockenen Schleimhäuten (z. B. Scheide, Nase, Mund), Hitzewallungen, Reizblase und Gebärmuttervorfall. Die gute

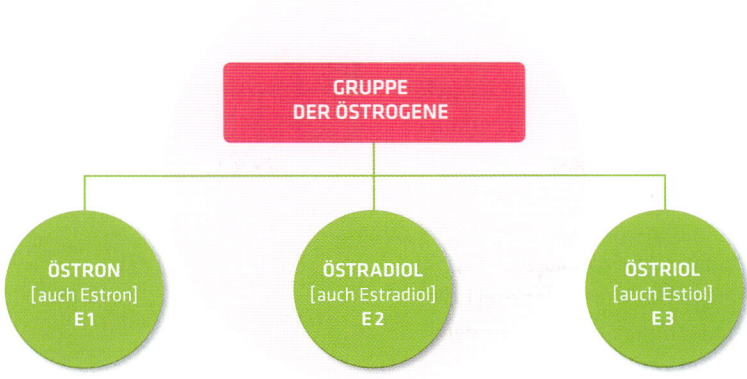

Abb. 10. Gruppe der Östrogene

TYPISCHE SYMPTOME EINES ÖSTROGENMANGELS

- Hitzewallungen, Nachtschweiß- und Frierattacken
- nächtliche Schweißausbrüche
- Stimmungsschwankungen
- trockene, dünne, schlaffe Haut, hängende Brüste
- feine Falten um den Mund und um die Augen
- Haarausfall, dünne Haare, Haarausfall am Scheitel
- keine Lust mehr auf Sex, Schmerzen beim Geschlechtsverkehr
- Scheidentrockenheit, Blasenschwäche, Reizblase

Wirkung von Östriol auf die Scheide, Harnleiter, Blase und Beckenbodenmuskulatur ist u. a. auf die Tatsache zurückzuführen, dass es in diesen Bereichen besonders viele Östrogen-Rezeptoren gibt. Während der Schwangerschaft spielt Östriol eine wichtige Rolle. Ein Mangel kommt relativ häufig vor, besonders bei ausbleibender Pubertät, bei magersüchtigen Mädchen oder auch bei Frauen, die Sport in extremer Form und Häufigkeit betreiben. In und nach den Wechseljahren verstärkt sich häufig ein Östriolmangel.

Bei sehr schlanken und zierlichen Frauen kann es zu einem Östrogenmangel kommen.

Ein Problem in der heutigen Zeit ist bei den meisten Menschen zu viel Östrogen und das fast vollständige Fehlen des Gegenpols

Progesteron. Eine Östrogendominanz kommt auch bei Männern häufig vor. Ursache ist Stress und eine nachlassende Hormonbildung. Sie wird nur selten erkannt und kann demzufolge auch nicht therapiert werden.

Folgende typische Symptome einer Östrogendominanz sind zwar nicht vollständig, zeigen aber deutlich die Brisanz des Themas für unsere Gesundheit.

BEI FRAUEN

- Zysten und Myome
- Gefühl des Aufgeblasenseins
- heftige und verlängerte Periodenblutungen
- Libidoverlust
- Zellveränderungen am Muttermund
- erhöhtes Risiko für Eierstock-, Gebärmutter- und Brustkrebs

BEI MÄNNERN

- Probleme mit der Zeugungsfähigkeit
- Spermienzahl zu gering
- Prostataprobleme
- Impotenz und Libidoverlust
- Brustansatz und Fetteinlagerung vor allem am Bauch

SYMPTOME DER ÖSTROGENDOMINANZ (BEI BEIDEN GESCHLECHTERN)

- Kopfschmerzen, Migräne
- depressive Verstimmungen, Angst- und Panikattacken, Stimmungsschwankungen, Nervosität
- Müdigkeit, Schlafstörungen
- Schwierigkeiten, sich zu konzentrieren bzw. klar zu denken
- Schwindel und Einschränkung der Merkfähigkeit
- Ödeme, Wassereinlagerung im Gewebe, Völlegefühl
- Gewichtszunahme, Fetteinlagerung am Bauch, um Brust, Hüften und Schenkel
- Gefahr von Thrombenbildung, Schlaganfallgefahr
- Schilddrüsenfunktionsstörungen
- Venenprobleme
- Allergien wie Asthma, Dauerschnupfen und Ekzeme
- Haarausfall
- Blasenprobleme
- Bluthochdruck
- erhöhtes Risiko für Herzinfarkt, Schlaganfall, Lungenembolien und Krebs
- Gelenk- und Muskelschmerzen
- Ganz allgemein wird durch eine Östrogendominanz der Alterungsprozess beschleunigt.

4. DHEA – das Jungbrunnenhormon

DHEA – mit dem unaussprechlichen Namen Dehydroepiandrosteron – gehört zur Gruppe der Androgene, der männlichen Geschlechtshormone. Es wird oft als Prohormon oder Mutterhormon bezeichnet, da es die Vorstufe anderer wichtiger Hormone wie Östrogen, Progesteron und Testosteron ist. DHEA wird hauptsächlich in der Nebennierenrinde gebildet, bei Frauen auch in den Eierstöcken. Ein ausreichend hoher DHEA-Spiegel führt zu einer Gesamtverbesserung des Wohlbefindens, der Lebenslust, der Leistungskraft und steigert die Energie. Es sorgt für Jugendlichkeit, gesteigerte Libido und eine verbesserte Fettverbrennung, da es aktivierend auf den Stoffwechsel wirkt. Wie Testosteron stärkt DHEA die Muskeln. Eine ausreichende Menge dieses Hormons ist wichtig für die Testosteronbildung bei beiden Geschlechtern, stimuliert die Bildung von HGH (Wachstumshormon) und stärkt die Funktion des Thymus, einem wichtigen Organ für die Immunabwehr. In diesem werden die T-Lymphozyten geprägt, die Voraussetzung für die Körperabwehr sind, da sie in der Lage sind, zwischen »Freund und Feind« zu unterscheiden.

Ein ausgeglichener DHEA-Spiegel schützt das Herz, verzögert den Beginn bzw. das Fortschreiten von Diabetes und wirkt sich günstig auf Arthritis aus. Ausgeglichene DHEA-Werte vermindern den Knochenabbau und sorgen für einen gesunden Schlaf. Auf unser Gehirn hat DHEA, wie auch Progesteron, eine stark belebende Wirkung und kann Ängste lindern. In ausreichender Menge vorhanden, spielt es besonders beim Älterwerden eine wichtige Rolle. DHEA wird deshalb oft auch als »Jungbrunnenhormon« bezeichnet – und das zu Recht.

DHEA ist ein Gegenpol zum Cortisol, da es überschüssiges Cortisol kontrolliert. Normalerweise ist in einem gesunden jungen Körper der DHEA-Wert hoch und der Cortisolwert niedrig. Dabei kommt es auch auf das Verhältnis zwischen den beiden an: Der Wert von DHEA sollte ungefähr 15-mal höher sein als der Wert von Cortisol.

Lang anhaltender Stress schwächt unseren Körper und macht ihn krank. Eine zunehmende Immunschwäche steht oft in direktem Zusammenhang mit einem niedrigen DHEA-Spiegel. Eine weitere Wechselwirkung besteht zwischen Insulin und DHEA. Bei den meisten Menschen steigt mit den Jahren der Insulinspiegel stark an, was zu einem Abbau von DHEA führt. DHEA wirkt sich wiederum positiv auf den Insulin- und Blutzuckerspiegel aus.

und hat auf vielen Ebenen einen positiven verjüngenden Effekt. Wie mittlerweile zahlreiche Studien belegen, kann DHEA den Prozess des Alterns verlangsamen. Ausreichender Schlaf und das sogenannte »Dinner Cancelling« fördern die Bildung von DHEA. Auch regelmäßiger Sport hilft, die Hormonbildung anzukurbeln. Diese Maßnahmen, zusammen mit einer Ergänzung von fehlendem DHEA, sorgen für ein langsameres Altern.

In den USA ist DHEA als Jugendlichkeitshormon hoch angesehen und Millionen von Menschen nehmen es ein – da es ein vom Körper natürlich gebildeter Stoff ist, ist es in den USA frei verkäuflich. In Deutschland, Österreich und der Schweiz ist DHEA hingegen verschreibungspflichtig und nur in Apotheken erhältlich. Trotz der vielen positiven Eigenschaften empfehle ich Ihnen, DHEA nur dann zu ergänzen, wenn ein wirklicher Mangel vorliegt – und auch dann nur nach Absprache mit Ihrem Arzt oder Therapeuten.

Ausreichend DHEA kann das Infarkt- und Schlaganfallrisiko senken, den Blutzucker stabilisieren, Lust auf Bewegung fördern, Stress ausgleichen, Abwehrkräfte erhöhen. Es reduziert Fettpolster und schützt vor Krebs. Ab dem 25. Lebensjahr nimmt die DHEA-Produktion bei beiden Geschlechtern kontinuierlich ab. Ab Mitte 40 weisen die meisten Menschen nur noch die Hälfte ihres optimalen DHEA-Wertes auf. DHEA ist neben Testosteron und HGH das Anti-Aging-Hormon

5. Cortisol – das Stresshormon

Cortisol ist unser wichtigstes Stresshormon und bedeutend für das Freisetzen von Energiereserven. Cortisol wirkt regulierend auf den Fett-, Kohlenhydrat- und Eiweißstoffwechsel. Es wird in der Nebennierenrinde gebildet und vorwiegend in der zweiten Nachthälfte produziert. Der höchste Wert von Cortisol wird direkt nach dem Aufwachen gemessen. Es ist das Hormon, welches die notwendige Energie bereitstellt, um den Tagesablauf zu bewältigen. Im Laufe des Tages fällt Cortisol stark ab. Abends sind dann nur noch ca. 10 % des Morgenwertes vorhanden. Ohne eine ausreichende Menge an Progesteron kann nicht genügend Cortisol gebildet werden.

MÖGLICHE AUSWIRKUNGEN EINES NIEDRIGEN CORTISOLSPIEGELS

Ein niedriger Cortisolspiegel kann Folge lang anhaltender Stressbelastung und einer darauf folgenden Erschöpfung und/oder Fehlfunktion der Nebennieren sein.

Erste Anzeichen eines zu niedrigen Cortisolspiegels sind häufig Verwirrtheit und das Gefühl, nicht mehr klar denken zu können. Der Kopf ist wie leer, man ist unaufmerksam und kann sich schlecht konzentrieren oder sich erinnern. Kommen dann noch Leistungsverlust, das Gefühl, ausgebrannt zu sein, schnelle Ermüdung, fehlende Begeisterung,

WEITERE ANZEICHEN, DIE AUF EINEN CORTISOLMANGEL HINWEISEN

- Herzklopfen bei der geringsten Belastung, schneller Puls, niedriger Blutdruck
- Benommenheit und Schwindel
- enorme Müdigkeit,
- plötzlicher Heißhunger auf scharf Gewürztes oder Süßes
- Unterzuckerung (Hypoglykämie)
- Appetitverlust
- Verdauungsstörungen, Übelkeit, Erbrechen, abwechselnd Durchfall und Verstopfung
- dünner Oberkörper, abgemagerte Figur
- Zunahme von Infekten, Allergien, Asthma
- Hautausschläge, Hautpigmentierung und unerklärlicher Haarausfall
- schmerzhafte Gelenkbeschwerden, Schmerzempfindlichkeit
- Schübe von Fieber, chronische Entzündungen
- verminderte Stressresistenz

Antriebslosigkeit und gesteigerte Reizbarkeit hinzu, kann das ein Hinweis auf eine Erschöpfung der Nebenniere und zu wenig Cortisol sein. Über den Speichel kann der Cortisolspiegel im Tagesverlauf genau gemessen werden.

AUSWIRKUNGEN EINES ZU HOHEN CORTISOLWERTES

Ein dauerhaft erhöhter Cortisolwert birgt ebenso große gesundheitliche Risiken wie ein zu niedriger Cortisolspiegel. Er geht oft mit einer Gewichtszunahme und Fetteinlagerungen am Nacken und Bauch, mit Verdauungsstörungen und Bluthochdruck einher. Muskelabbau, Osteoporose, Schlafstörungen, Heißhungerattacken, gereizte Stimmung und Nervosität sind weitere Anzeichen.

Wenn der Cortisolspiegel chronisch erhöht ist, kommt es zu einem hohem Blutzuckerspiegel und einem ständig erhöhten Insulinspiegel, was auf Dauer zu einer Insulinresistenz und zu Diabetes führt. In weiterer Folge kann es zu Infektanfälligkeit und Immunschwäche kommen. Gestresste Menschen sind deshalb viel gefährdeter für Virusinfektionen, Erkältungskrankheiten, Grippe sowie Herpes und Atemwegserkrankungen. Zu viel Cortisol kann das Gehirn frühzeitig altern lassen, das Erinnerungsvermögen beeinträchtigen und die Reaktionszeiten verkürzen. Außerdem wird die Bildung aktiver Schilddrüsen- und anderer Hormone negativ beeinflusst. Lang anhaltender Stress über Jahre hinweg ermüdet die Nebenniere, was zur Folge hat, dass sie nicht mehr ausreichend Cortisol bilden kann. Es droht ein Burn-out.

STRESS MACHT ALT

In den letzten Jahren leiden immer mehr Menschen an Stress oder neuerdings auch unter Neurostress. Dies ist ein Sammelbegriff für Beschwerden, die sowohl physisch als auch psychisch durch unsere moderne Lebensweise verursacht werden.
Dazu zählen:
- Stress in jeder Form, beruflich oder privat
- Schlafmangel
- falsches und zu viel Essen
- Medikamente und Unverträglichkeiten
- ständige Erreichbarkeit
- ständige Reizüberflutung
- Auch Faktoren wie Genetik und Vererbung wirken sich aus.

So sind chronische Krankheiten entstanden, wie Burn-out, Depressionen, Lebensmittelunverträglichkeiten, Schlafstörungen, CFS-Chronic-Fatigue-Syndrom und Fibromyalgie, die es früher in dieser Form nicht gab und die die Medizin vor große Probleme stellen.

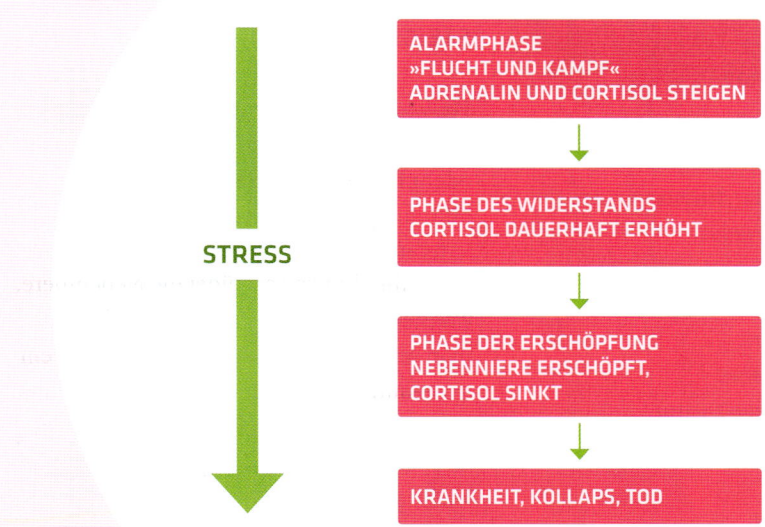

STRESS

ALARMPHASE
»FLUCHT UND KAMPF«
ADRENALIN UND CORTISOL STEIGEN

PHASE DES WIDERSTANDS
CORTISOL DAUERHAFT ERHÖHT

PHASE DER ERSCHÖPFUNG
NEBENNIERE ERSCHÖPFT,
CORTISOL SINKT

KRANKHEIT, KOLLAPS, TOD

Abb. 11. Stress macht auf Dauer alt und krank!

6. Testosteron – das Männerhormon

- Antriebslosigkeit und Müdigkeit
- schwacher körperlicher Kondition
- mangelnder Kreativität, Nachlassen der Muskelkraft, Energieverlust
- fehlendem Spaß an Sport und Sex; kommt noch großer Stress hinzu, herrscht meistens »Flaute« im Bett
- Erschlaffen des Gewebes
- hängender Gesichtsmuskulatur
- Faltenbildung um Mund, Wangen und die Augen
- blasser Gesichtsfarbe
- Mangel an Selbstbewusstsein
- Angstzuständen
- großer Empfindlichkeit und Reizbarkeit
- Neigung zu Übergewicht
- bei Männern: Ansatz einer weiblichen Brust und spärlicher Behaarung
- gestörter Erektionsfähigkeit und Prostataproblemen

WAS IST DER SCHLÜSSEL ZU EINER ERFOLGREICHEN TESTOSTERON-STEIGERUNG?

Verwenden Sie ausschließlich bioidentisches, homöopathisch potenziertes Testosteron oder pflanzliche Stoffe, die die Testosteronbildung anregen. Bioidentisches Testosteron kann nicht als Pille eingenommen werden. Mögliche Formen der Anwendung sind Gels, Cremes, Pflaster oder Hormonglobuli, die man unter die Zunge legt. Regelmäßiger Sport stimuliert die Testosteronbildung und ist gleichzeitig eine milde Hormontherapie, da er auch für die Bildung anderer Hormone wichtig ist. Der Umbau von 5 kg Fett in Muskelmasse erhöht die körpereigene Testosteronbildung um etwa 30 %!
(Mehr dazu s. Seite 50.)

7. Wachstumshormon HGH – das Anti-Aging-Hormon

HGH steht für »Human Growth Hormone« oder auch Somatotropin. Den Namen hat das Hormon, weil es in der Pubertät für das schnelle Wachstum zuständig ist. Wachstumshormone sind für unsere Gesundheit, Vitalität und das jugendliche Aussehen entscheidend und gewinnen deshalb in der Präventiv- und Anti-Aging-Medizin eine immer größere Bedeutung. HGH ist an vielen Stoffwechselvorgängen beteiligt: Es fördert den Einbau von Aminosäuren und Eiweiß in die Zelle und steuert somit alle Prozesse, die zum Aufbau von Organen und zur Regeneration von Zellen gebraucht werden. Nachts und bei Dunkelheit wird durch die Bildung des Schlafhormons Melatonin die Ausschüttung von HGH stimuliert.

Als Gegenspieler des Insulins spielt HGH mit zunehmendem Alter eine immer größere Rolle, da Insulin bei vielen Menschen stark ansteigt, HGH dagegen stark absinkt. Wenn die natürliche Bildung von HGH nachlässt, können Sie nachhelfen: Essen Sie abends wenig und nicht zu spät. Und achten Sie darauf, nur Nahrungsmittel zu sich zu nehmen, die die Insulinbildung nicht anregen, denn Insulin unterdrückt die körpereigene HGH-Produktion. Meiden Sie also Brot, Reis, Kartoffeln, Nudeln, Süßigkeiten und Alkohol und wählen Sie stattdessen Fisch, Fleisch und Gemüse für Ihr Abendessen aus.

MÖGLICHE ERSTE ANZEICHEN EINES VERMINDERTEN HGH-SPIEGELS

- häufige Stimmungstiefs
- nachlassende Gedächtnisleistung und schlechter Schlaf
- Haut und Haare werden immer dünner
- Lider und Wangen fangen an zu hänge
- die Lippen werden schmal
- das Zahnfleisch bildet sich zurück
- der ganze Körper wirkt schlaffer, fast »welk«
- Muskeln an Schultern und Po sind kaum noch zu sehen
- Gewichtszunahme durch erhöhte Fett- und Insulin-Resistenz stellt sich ein
- der Cholesterinspiegel steigt an
- schlechtere Wundheilung
- Zunahme von Osteoporose ist möglich

8. Schilddrüsenhormone – die Taktgeber

Schilddrüsen- und Geschlechtshormone beeinflussen sich gegenseitig und viele Symptome ähneln denen, die bei einer Unausgewogenheit der Geschlechtshormone entstehen. Schilddrüsenhormone werden über einen Bluttest bestimmt.

Die Wirkung der Schilddrüse auf unsere Körperzellen ist enorm. Denn die Schilddrüse reguliert u. a. den Stoffwechsel, sorgt für eine ausgeglichene Energiebilanz und ist ein wichtiger Taktgeber für die Produktion der Sexualhormone. Sie produziert die Hormone T4 (Thyroxin), T3 (Trijodthyronin) und Calcitonin. Kontrolliert wird die Aktivität der Schilddrüse durch den Hypothalamus, die Hypophyse und über die Freisetzung von TSH (Thyreoidea-stimulierendes Hormon).

Auch die Schilddrüsenhormone erleiden das gleiche »Schicksal« wie die anderen Hormone: Die Hormonausschüttung wird ab dem Erwachsenenalter von Jahr zu Jahr weniger und die Aktivität der Schilddrüse nimmt ab. Ein Mangel an Schilddrüsenhormonen führt zu einem Anstieg von Cholesterin, Proteinen, Wasser und Salz im Körper.

Produziert der Körper nicht genügend oder zu viel TSH, ist eine Unter- oder Überfunktion der Schilddrüse die mögliche Folge. Aber auch eine Fehlfunktion, eine Schilddrüsenvergrößerung (Struma) und Entzündungen treten auf. Stress beeinflusst auch

SYMPTOME EINER BEGINNENDEN UNTERFUNKTION DER SCHILDDRÜSE

- Sie schlafen schlecht, sind ständig müde, haben keine Energie, kommen morgens nicht aus dem Bett, tagsüber geht es besser, aber sobald Sie zur Ruhe kommen, werden Sie wieder träge und müde.
- Sie kämpfen mit einer Gewichtszunahme und haben Schwierigkeiten, das zugelegte Gewicht wieder zu verlieren.
- Schon der Gedanke an Sport erschöpft Sie.
- Sie leiden unter Verstopfung.
- Sie haben kalte Hände und Füße.
- Ihre Haut fühlt sich trockener an.
- Ihre Infektanfälligkeit nimmt zu.

die Schilddrüse negativ. Durch die zunehmende Umweltbelastung, z. B. durch Amalgamfüllungen, Fluor im Wasser sowie eine ansteigende Strahlenbelastung, sind weitere Probleme mit der Schilddrüse auf dem Vormarsch.

In den USA geht man in Fachkreisen mittlerweile davon aus, dass über 40 % aller Patienten einer Allgemeinarztpraxis eine Schilddrüsenunterfunktion haben und diese oft unentdeckt bleibt. Laboruntersuchungen zeigen häufig keine Auffälligkeiten, obwohl erste

Anzeichen auf eine Unterfunktion hindeuten. Es gibt eine zuverlässige und preisgünstige Methode, eine Unterfunktion festzustellen: die Hypothermie (Untertemperatur). Nach dem Aufwachen sollte frühmorgens die Temperatur unter der Achsel gemessen werden. Liegt sie unter der normalen Körpertemperatur von 36,5 °C bis 37,4 °C, könnte das ein erster Hinweis auf eine Unterfunktion der Schilddrüse sein.

9. Melatonin – das Schlafhormon

Melatonin ist unser Schlafhormon. Der Gegenpol ist Serotonin. Melatonin sorgt dafür, dass wir gut ein- und auch durchschlafen. Darüber hinaus reguliert Melatonin unseren Tag-Nacht-Rhythmus. Wichtig für eine gesunde Melatoninbildung ist idealerweise tagsüber Sonnenlicht (zusätzlich auch gut für die Bildung von Vitamin D) und nachts komplette Dunkelheit. Dunkelheit fördert die Bildung des Schlafhormons. Tageslicht oder künstliches Licht hingegen hemmen die Melatoninausschüttung. Melatonin sorgt dafür, dass viele Stoffwechselvorgänge nachts zurückgefahren werden und die Körpertemperatur zurückgeht.

Es ist ein wichtiges Anti-Aging-Hormon mit einer stark antioxidativen Wirkung. Ein gestörter Melatoninspiegel tritt häufig als Folge von übermäßigem Stress, Schichtarbeit oder Jetlag auf. Im Laufe der Jahre wird die Bildung von Melatonin immer mehr zurück-

ÄUSSERE ANZEICHEN EINES MELANTONINMANGELS

- schnellere Alterung – man sieht älter aus, als man ist
- graue Haare und dunkle Augenringe
- allgemeine Schwäche
- irritiertes, aggressives Verhalten
- Ängstlichkeit

gefahren. Zusätzlich stören Antidepressiva, Beta-Blocker, Schlaftabletten, Schmerzmittel (z. B. Aspirin oder Ibuprofen) die nächtliche Sekretion von Melatonin. Alkohol, Kaffee und ein Mangel an Mikronährstoffen wie Magnesium und die wichtigen B-Vitamine können die Melatoninproduktion ebenfalls beeinträchtigen. Melatonin kann mithilfe eines Speicheltests gemessen werden.

Melatonin kann folgendermaßen dosiert werden: Der individuelle Bedarf variiert zwischen 0,2 bis 10 mg Melatonin täglich. Kapseln oder Tabletten werden kurz vor dem Schlafengehen eingenommen. Brechen Sie eine Tablette von 1 mg in mehrere Stücke und beginnen Sie mit einer geringen Dosierung. Wenn Sie morgens Schwierigkeiten haben, aufzuwachen, Sie wilde Träume und einen dicken Kopf haben, ist die Dosierung zu hoch. Erhöhen Sie die Dosis, wenn Sie nicht ausreichend Schlaf finde.

Homöopathische Alternative: Melatoninum D4 (Globuli). Abends fünf Globuli eine halbe Stunde vor dem Schlafengehen unter die Zunge geben.

10. Serotonin – das Wohlfühlhormon

Serotonin ist ein Neurotransmitter – ein wichtiger Botenstoff im Gehirn und im Zentralnervensystem. Serotonin wirkt stimmungsaufhellend und ist ganz allgemein für eine ausgeglichene Gemütslage zuständig. Sonnenlicht, durch unsere Augen aufgenommen erhöht die Ausschüttung von Serotonin, weshalb dieses Hormon im Sommer vermehrt gebildet wird. Serotonin regelt unseren Ess- und Sexualtrieb, ist für Suchtverhalten und Heißhunger auf Süßes verantwortlich. Es ist u. a. beteiligt an der Regelung unserer Körpertemperatur, unseres Schlafrhythmus, der Regelung unserer Körpertemperatur, der Magen-Darm-Peristaltik, der Fähigkeit des Zusammenziehens der Herz- und Bronchialmuskulatur und der Blutgerinnung. Gespeichert wird Serotonin zu 90 % im Magen-Darm-Trakt und in den Nervenzellen des Darms.

TYPISCHE SYMPTOME DES SERATONIN-SYNDROMS SIND STÖRUNGEN DES AUTONOMEN NERVENSYSTEMS

- Schwitzen
- Herzrasen
- Bluthochdruck
- Schlafstörungen
- Migräne
- Unruhe
- Verwirrtheit
- übermäßige motorische Aktivität

11. Vitamin D3 – das Sonnenhormon

Da ich im Rahmen meines Programms schon intensiv auf Vitamin D eingegangen bin, hier nur noch ein paar zusätzliche Informationen. Vitamin D ist für das Immunsystem absolut unverzichtbar. Wie Forscher der Kopenhagener Universität herausfanden, können nur dann Killer-Zellen mobilisiert werden, wenn Vitamin D in ausreichender Menge vorhanden ist. Eindringende Bakterien und Viren können rechtzeitig bekämpft werden. Das ist sensationell, geben doch die Ergebnisse unbekannte Einblicke in die Arbeit des Immunsystems. Ein gesunder Vitamin-D-Spiegel kann die Sterblichkeitsrate nach einem Herzinfarkt um bis zu 81 % vermindern.

Weitere Studien belegen, dass ein Vitamin-D-Mangel grundlegend an der Entstehung von Krebs beteiligt ist. Brust- und Dickdarmkrebs kann durch eine Ergänzung mit Vitamin D positiv beeinflusst werden. Eine Studie der Universität von San Diego zeigte, dass 15 verschiedene Krebsarten mit einem zu niedrigen Vitamin-D-Spiegel in Verbindung stehen. Eine neue Meta-Analyse aus dem Jahr 2014 ergab, dass eine Nahrungsergänzung mit Vitamin D die Sterblichkeit an Krebs ganz signifikant reduzieren kann.[7]

Ausreichend Vitamin D schützt vor Herzerkrankungen, vermindert die Krebsgefahr, verbessert die Immunabwehr und wirkt entzündungshemmend. Vitamin D hemmt Autoimmunreaktionen und ist generell bei Autoimmunerkrankungen hilfreich. Es verbessert die Knochendichte, sodass das Risiko für Knochenbrüche gemindert werden kann. Die meisten Experten plädieren für ein Umdenken, was den Aufenthalt in der Sonne betrifft. »Mit den derzeitigen Empfehlungen zum Schutz vor Hautkrebs und Faltenbildung ist die Bildung von Vitamin D fast unmöglich«, meint der Ernährungswissenschaftler Nicolai Worm. Auch Dr. Hartmut Glossmann, Mediziner an der Universität Innsbruck, kritisiert die Angst vor der Sonne. Seiner Meinung nach gibt es tatsächlich mehr tödlichen Hautkrebs seit rund 70 Jahren, allerdings nicht bei Menschen, die viel der Sonne ausgesetzt sind, wie etwa Bauarbeiter, sondern vor allem bei

SYMPTOME FÜR EINEN MANGEL AN VITAMIN D3

- erhöhte Erkältungsneigung
- erhöhte Infektanfälligkeit
- Müdigkeit
- Gelenkbeschwerden (rheumatoide Arthritis)
- Hautausschläge
- Osteopenie und Osteoporose

Indoor-Workern. Er empfiehlt, pro Tag etwa zehn Minuten ohne Sonnencreme in der Mittagssonne den eigenen Vitamin-D-Speicher aufzustocken, da dann das UV-Spektrum am besten sei. Das ist in unseren Breiten nicht nur im Winter ein Problem. Deshalb empfehle ich ein Auffüllen der Vitamin-D-Speicher.

Das Thema Krebs gehört nicht zwangsläufig in ein Wechseljahrbuch. Aber da viele Frauen und Männer in dieser Zeit an Krebs erkranken, gehe ich doch darauf ein.

Das 20. Jahrhundert war das Jahrhundert der Gene. Immer waren die Gene an allem schuld und wir fühlten uns ihnen ausgeliefert. Bekam jemand eine Krankheit, waren Kinder besonders intelligent oder bestand die Neigung zu Gewalttätigkeit oder Dicksein, hatte man den Übeltäter schnell ausgemacht: die Gene.

Das Thema rückte besonders stark in den Vordergrund, als ANGELINA JOLIE sich beide Brüste entfernen ließ, nachdem bei ihr durch einen Gentest ein erhöhtes Brustkrebsrisiko festgestellt wurde. Seitdem hat dieser Eingriff weltweit bei Frauen sprunghaft zugenommen. Wie der relativ neue Wissenschaftszweig der Epigenetik zeigt, sind unsere Gene aber nur eine Art »Schablone« und verändern sich je nach den äußeren Einflüssen. Selbst wenn in Ihren Genen ein Programm für Krebs oder andere Krankheiten enthalten ist, kann durch unser Umfeld, die Lebensgewohnheiten, Erziehung, den Lebensstil und die Ernährung dieses Programm bzw. die Übersetzung des genetischen Codes verändert werden. Wir haben es also in der Hand, die körpereigenen Heilungs- und Reparaturmechanismen zu stärken, damit Krankheiten erst gar nicht auftreten. Epigenetische Einflüsse prägen uns nachhaltiger als das, was wir als Gene »mitbekommen« haben. Haben wir unsere Prägung mehr dem Einfluss unserer Gene oder dem unserer Umwelt zu verdanken? Das Spannende ist, dass zwischen beiden eine wechselseitige Abhängigkeit besteht.

In seinem zuletzt erschienen Buch *Liebe lässt sich vererben* geht UNIV. PROF. DR. JOHANNES HUBER, Endokrinologe, auf die epigenetischen Einflüsse in unserem Leben ein. Die epigenetische Codierung kann während des gesamten Lebens verändert werden. Bestimmte Lebensphasen sind besonders prägend: die Schwangerschaft, die ersten Lebensjahre und die Pubertät. Erziehungsfehler werden epigenetisch fixiert, aber auch der Grad an menschlicher Nähe und Zuwendung im Kleinkindalter. Wir verändern uns permanent und passen uns neuen äußeren Umständen an. Und wir haben wir immer die Wahl, neue und bessere Wege zu gehen und dadurch die epigenetischen Einflüsse für uns und andere zu verbessern. Wir dürfen gespannt sein, was das Dechiffrieren der epigenetischen Codes noch für Überraschungen birgt.

KÖNNEN HORMONE KREBS AUSLÖSEN?

Dieses Gerücht hält sich hartnäckig. Wahr ist, dass viele Menschen durch synthetisch veränderte Hormone Krebs bekommen haben, nicht aber durch naturidentische Hormone. Unter körperfremdem Östradiol, hergestellt aus dem Urin trächtiger Stuten und künstlichen Progestinen, wie sie in der Hormonersatztherapie eingesetzt werden, steigt das Brustkrebsrisiko auf ein Vielfaches an (Studien gehen von einem 5-fach höheren bis zu einem 30-fach höheren Risiko aus).

Progesteron schützt die Zellen vor zu schnellem Wachstum und stärkt das Immunsystem. Durch natürliches bioidentisches Progesteron entsteht kein Brustkrebs, wie eine französische Studie belegt. Die Wahrscheinlichkeit, an Brustkrebs zu erkranken, wird durch natürliches Progesteron gesenkt, und zwar auf das 0,7-Fache.[8]

Natürliches Progesteron gleicht zu viel Östrogen aus und schützt vor der Entstehung von Brustkrebs. Auch bei bioidentischem DHEA und Testosteron konnte in keiner einzigen Studie nachgewiesen werden, dass Prostatakrebs in irgendeinem Zusammenhang mit natürlichen Androgenen steht. Gebärmutter- und Eierstockkrebs entstehen ebenfalls durch einen Östrogenüberschuss (Östrogendominanz).

Das von der Schulmedizin häufig eingesetzte Tamoxifen bei Brustkrebspatienten besetzt nicht nur die Rezeptoren für Hormone, es wirkt auch in den verschiedenen Zellen unterschiedlich, mal neutral, mal stark östrogenartig, daher das hohe Risiko für Gebärmutterschleimhautkrebs. Dazu hat es noch viele weitere unerwünschte Nebenwirkungen wie Hitzewallungen, Ausfluss, Neigung zu Gewebe- und Schleimhautveränderungen, Polypen und Zyklusstörungen.

Eine Ergänzung mit Selen kann das Tumor-
wachstum hemmen und das Krebsrisiko
signifikant senken, wie die *Studie Nutritional
Prevention of Cancer* (NPC) über eine Dauer
von 4,5 Jahren zeigte.

Die Dosis betrug 200 µg/Tag Selenhefe.
Zusätzlich werden durch Selen die Nebenwir-
kungen der Chemotherapie gemindert und
Medikamente besser vertragen.

KRITIK AN DER KREBS-FRÜHERKENNUNG

In einem aufschlussreichen Interview in
der *Neuen Zürcher Zeitung* berichtete PROF.
GERD GIGERENZER über Manipulationen
im Gesundheitswesen und stellte den Nutzen
teurer Tests zur Krebsfrüherkennung infrage.
GERD GIGERENZER ist Professor für Psy-
chologie und seit 1997 Direktor am MAX-
PLANCK-INSTITUT für Bildungsforschung,
Berlin, und Direktor des Harding-Zentrums
für Risikokompetenz. 2013 veröffentlichte er
das Buch *Risiko: Wie man die richtigen Ent-
scheidungen trifft.*

GIGERENZER warnt in dem Interview
davor, dass wir durch Studien und Berichte
mit Risiko-Zahlen manipuliert werden. Ein
Beispiel: Die WHO warnte 2016 davor, dass
bei einem täglichen Konsum von 50 g Wurst
das Risiko für Darmkrebs um ca. 20 % steigt.
Von 100 Menschen müssten also 20 an Krebs
erkranken.

Das ist aber falsch: Von Menschen, die nie
Wurst essen, erkranken 5 % irgendwann an
Darmkrebs. Mit dem Essen von Wurst steigt
das Risiko auf 6 %! Also um 1 %. Nur – mit
einem Prozentpunkt lässt sich keine Angst
erzeugen. Relativ gesehen sind es 20 % mehr.
Was für eine Irreführung! Aber der Trick erzeugt Aufmerksamkeit. Also aufgepasst, wie
Ihnen eine Studie verkauft wird.

Mittlerweile stellen immer mehr Wissenschaftler und Ärzte den Nutzen von Chemo-
therapien in Frage. Es gibt zahlreiche Untersuchungen, die das belegen, die aber von
der Pharmaindustrie ignoriert werden. Die
britische Medizinzeitschrift *The Lancet* stellte
fest, dass es gängige Praxis sei, Ergebnisse
klinischer Studien durch selektive Publikation
zu schönen. Ungünstige Daten werden also
einfach verschwiegen.

Beispiel: In einer Pressemitteilung jubelte
der Pharmakonzern ROCHE, dass nach vier
Jahren Herceptin-Behandlung »fast 90 %«
der Brustkrebspatienten noch lebten. Was

ROCHE aber verschwieg: Von den Frauen, die im Rahmen der Studie kein Herceptin genommen hatten, lebten ebenfalls noch fast 90 %. Das gegenwärtige System der Arzneimittelregulierung ist zu offen gegenüber Einflüssen der Industrie und selbst wissenschaftliche Experten gerieten in massive Interessenkonflikte.

Ärzte sind nicht dazu ausgebildet und haben nicht die Zeit, ständig neue Statistiken und Fachartikel kritisch zu überprüfen. Die Früherkennung bei Brust-, Prostata- und Darmkrebs steht auf dem Prüfstand. So zeigen Studien des Harding-Zentrums, dass von je 1000 Frauen im Alter von 50 bis 69 Jahren ohne Brustscreening fünf an Brustkrebs gestorben sind; bei Frauen mit Screening sind es vier. Anstatt ehrlich mit den Ergebnissen umzugehen, wird den Frauen über Jahre suggeriert, dass die Brustkrebssterblichkeit durch Mammografie um 20 % reduziert wird. Man nimmt also irrtümlicherweise an, dass von 1000 Frauen 200 gerettet werden können.

Brustkrebs-Früherkennung
durch Mammographie-Screening

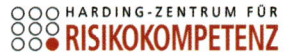
HARDING-ZENTRUM FÜR **RISIKOKOMPETENZ**

Mammographie-Screenings können die Anzahl von Frauen, die an Brustkrebs sterben, senken. Allerdings hat dies keinen Einfluss auf die Gesamtzahl an Krebstoten. Von allen Frauen, die an Screenings teilnehmen, werden einige mit nicht fortschreitendem Krebs überdiagnostiziert und unnötig behandelt.

Zahlen für Frauen ab 50 Jahren, die 10 Jahre oder länger am Screening teilgenommen oder nicht teilgenommen haben.

	1.000 Frauen ohne Screening	1.000 Frauen mit Screening
Nutzen		
Wie viele Frauen sind an Brustkrebs gestorben?	5	4
Wie viele sind insgesamt an Krebs gestorben?	21	21
Schaden		
Wie viele Frauen ohne Krebs wurden durch Fehldiagnosen falsch alarmiert oder hatten eine Biopsie?	–	ca. 100
Wie viele Frauen mit nicht fortschreitendem Krebs hatten eine unnötige teilweise oder vollständige Entfernung der Brust?	–	5

Quelle: Gøtzsche, PC, Jørgensen, KJ (2013). *Cochrane Database of Systematic Reviews* (6): CD001877.
Die Zahlen in der Faktenbox sind gerundet. Sind keine Zahlen für Frauen ab 50 Jahren verfügbar, beziehen sie sich auf Frauen ab 40 Jahren. Letzte Aktualisierung: März 2014. www.harding-center.mpg.de

Abb. 12. Schaden und Nutzen des Mammographie-Screenings

Die Krebsliga empfiehlt immer noch Vorsorgeuntersuchungen wie Mammografie und PSA-Tests. Da braucht es als Arzt Mut, einen neuen Weg zu gehen. Auch das Risiko von Patientenklagen, wie sie in den USA üblich sind, ist nicht von der Hand zu weisen. In den Umfragen von PROF. GIGERENZER sagten 40 % der befragten Ärzte, dass sie Männern PSA-Tests (Prostatakrebs-Test) empfehlen, um nicht in Schwierigkeiten zu geraten, falls der Mann tatsächlich an Prostatakrebs erkrankt. Ein PSA-Test ist jedoch sehr störanfällig: Sie brauchen bloß vor dem Test Geschlechtsverkehr gehabt haben oder sind Tage vor dem Test Fahrrad gefahren oder geritten, schon verfälscht sich das Ergebnis ganz gewaltig. Ganz zu schweigen von den zahlreichen Fehldiagnosen, die unnötigerweise vielen Männern das Leben schwer machen.

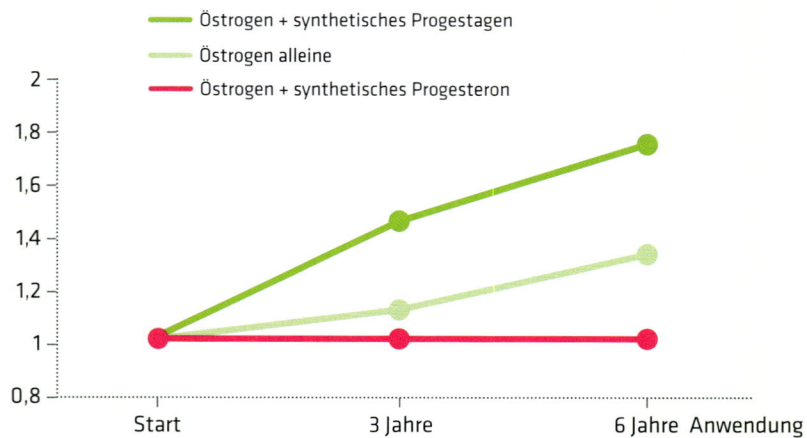

Abb. 13. Relatives Brustkrebsrisiko unter verschiedenen Hormontherapievarianten, Anwendungsdauer in Jahren

Prostatakrebs-Früherkennung

durch PSA-Test und Tastuntersuchung der Prostata

○○○ HARDING-ZENTRUM FÜR
○○○ **RISIKOKOMPETENZ**
○○●

Die Prostatakrebs-Früherkennung hat keinen Einfluss auf die Anzahl an Toten durch Prostatakrebs oder andere Ursachen. Von allen Männern, die am Screening teilnehmen, werden einige mit nicht fortschreitendem Krebs überdiagnostiziert und unnötig behandelt.

Zahlen für Männer ab 50 Jahre, Vergleich Nichtteilnahme mit 11-jähriger Teilnahme

	1000 Männer ohne Früherkennung	1000 Männer mit Früherkennung
Nutzen		
Wie viele Männer sind an Prostatakrebs gestorben?	7*	7
Wie viele Männer sind insgesamt gestorben?	210	210
Schaden		
Wie viele Männer haben nach einer Biopsie erfahren, dass ihr Testergebnis ein Fehlalarm war?	–	160
Wie viele gesunde Männer wurden unnötig mit Prostatakrebs diagnostiziert und behandelt **?	–	20

* Das bedeutet: Von 1000 Männern (Alter: 50+) ohne Früherkennung sind innerhalb von 11 Jahren etwa 7 an Prostatakrebs gestorben.

** Z.B. operative Entfernung der Prostata oder Strahlentherapie, was zu Inkontinenz oder Impotenz führen kann.

Quelle: Ilic et al. (2013) *Cochrane Database of Systematic Reviews*, Art. No.:CD004720.

Abb. 14. Schaden und Nutzen von PSA-Tests und Tastuntersuchungen

Immer noch sind die meisten Menschen überzeugt, dass durch sogenannte PSA-Tests gegen Prostatakrebs und Mammografie zur Durchleuchtung der Brust das Krankheitsrisiko massiv gesenkt werden kann. Dem ist leider nicht so, wie die beiden Grafiken des Harding Zentrums für Risikokompetenz eindrücklich zeigen.

Einen neuen Weg geht die Schweizer Krankenkasse Helsana. Sie will in Zusammenarbeit mit dem Harding Zentrum für Risikokompetenz diese Wissenslücke für die Bürger schließen und über das Internet Fakten veröffentlichen, die die wissenschaftlichen Erkenntnisse, Nutzen und Schäden z. B. von Krebsvorsorge verständlich und in absoluten Zahlen zusammenfassen. [9, 10]

Anhang

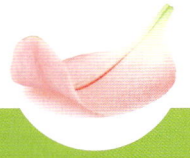

Ergänzungen zum Bewegungsprogramm

Die Fitnessexpertin Conny Hörl hat für dieses Buch ein ausführliches Bewegungsprogramm entwickelt. Die Übungen daraus haben Sie bereits im Rahmen des Anne-Hild-Programms kennengelernt. Hier nun weitere Erläuterungen von Conny Hörl zum Thema Bewegung.

GEWICHTSMANAGEMENT DURCH BEWEGUNG

Schon ab dem 30. Lebensjahr verlieren wir jedes Jahr bis zu 1 % unserer Muskelmasse. Das hört sich erst einmal noch nicht viel an. Der Prozess läuft eher heimlich, still und leise ab. Nach und nach reduziert sich durch die geringere Muskelmasse auch der Grundumsatz. Das heißt, wir verbrauchen im Ruhezustand weniger Kalorien als zuvor. Nach 10 Jahren hat man zwischen 10 und 20 % der Muskulatur verloren, das entspricht ca. 100 bis 150 Kalorien, die man nicht mehr konsumieren kann, ohne dabei zuzunehmen, außer man trainiert nach einem Trainingsplan, der dafür sorgt, dass die Muskulatur wieder aufgebaut wird und gar nicht erst verloren geht.

GUTE LAUNE

Die Wechseljahre sind stimmungsmäßig mit der Pubertät vergleichbar. Dank der hormonellen Umstellung ist ein Wechselbad der Gefühle angesagt. Nicht selten machen sich depressive Stimmungen breit. Ein Garant für gute Laune dagegen ist das Hormon Serotonin, das u. a. durch Bewegung gebildet wird. Doch nicht nur das. Allein der Gedanke, »etwas getan zu haben«, löst positive Gefühle in uns aus. Man ist stolz, den »inneren Schweinehund« überwunden zu haben, der Körper fühlt sich kraftvoll und energiegeladen an und tiefe Zufriedenheit stellt sich ein. Das tut gerade jetzt, wo sich die ersten körperlichen Schwachstellen bemerkbar machen, besonders gut.

STARKE KNOCHEN UND GELENKE

Mit den Knochen verhält es sich ähnlich wie mit der Muskulatur. Wir bauen mit den Jahren einfach ab und dieser Abbauprozess beginnt relativ früh, nämlich schon viele Jahre vor der Menopause. Bewegung beugt Osteoporose vor. Die Bildung der sogenannten Peak Bone Masse, quasi der Knochendichte, ist spätestens mit dem 30. Lebensjahr abgeschlossen, ab diesem Zeitpunkt geht es schleichend bergab. Der Fokus liegt zunächst auf dem Erhalt der Peak Bone Masse. Je größer, desto geringer das Osteoporoserisiko. Etwa ab dem 40. Lebensjahr geht es verstärkt darum, einem Abbau entgegenzuwirken. Entgegen vielen Meinungen ist der Knochen kein totes Material, sondern äußerst aktiv. Er reagiert genauso auf bestimmte Reize wie andere Körperzellen. Vor allem mit einem gezielten Krafttraining sollten hier wichtige Akzente gesetzt werden, um einer vorschnellen Brüchigkeit der Knochen entgegenzuwirken. Hier zeigt sich, dass Bewegungsmangel in jungen Jahren eben nur scheinbar ohne Folgen bleibt. Doch auch wenn Sie bisher keinen oder nur sehr wenig Sport betrieben haben, ist das kein Grund, gleich aufzugeben. Letztlich ist es nie zu spät, um damit anzufangen.

ANTI-AGING DURCH KRAFTTRAINING

Der Begriff Anti-Aging ist schon etwas abgegriffen. Es geht dabei um die Alterung der Körperzellen und wie man diesen Prozess verlangsamen kann. Körperzellen können sich nur bis zu einer bestimmten Anzahl teilen. Irgendwann ist das Reproduktionspotenzial erschöpft und die Zelle stirbt ab. Wir altern. Studien haben gezeigt, dass Krafttraining auf diesen Prozess einen positiven Einfluss hat. Es besteht ein enger Zusammenhang zwischen Training und der Bildung des Wachstumshormons HGH oder Somatotropin, welches am Zellerneuerungs- bzw. -alterungsprozess maßgeblich beteiligt ist. Krafttraining regt die körpereigene Produktion dieses Hormons an.

WECHSELJAHRBESCHWERDEN IN DEN GRIFF BEKOMMEN

Untersuchungen haben gezeigt, dass bewegungsorientierte bzw. -begeisterte Menschen wesentlich weniger von Beschwerden betroffen sind. Vor allem Hitzewallungen treten bei sportlich aktiven Frauen seltener und weniger intensiv auf. Dabei kommt es zunächst einmal auf die Intensität des Trainings an: Je intensiver trainiert wird, d. h. vor allem dann, wenn beim Sport stark geschwitzt wird, desto geringer fallen unerwünschte Hitzewallungen im Alltag aus.

Zusätzlich gibt es eine Reihe von Übungen, die vorbeugend, aber auch im Akutfall helfen können. Viele haben ihren Ursprung im Yoga oder anderen Bewegungsformen asiatischen Ursprungs, wie z. B. den »Fünf Tibetern«.

> **Ganz generell gilt: Bewegung hat einen massiven Einfluss auf den gesamten Hormonhaushalt.**

ELASTIZITÄT UND BEWEGLICHKEIT

Bei »Spannkraft« denken wir sofort an straffes Gewebe, gute Haltung, Beweglichkeit, einen guten Körpertonus, kurz gesagt an eine äußerst positive Körperausstrahlung. Die Spannkraft verleiht uns diese sportliche, vitale und aktive Aura, die dafür sorgt, dass alle Blicke auf uns gerichtet sind, wenn wir den Raum betreten. Hierbei spielt das Bindegewebe eine große Rolle, man spricht heute auch oft von den Faszien. Dabei handelt es sich quasi um eine Art Netz, welches unser Gewebe, z. B. die Muskulatur, zusammenhält. Dieses Netz kann eine höchst unterschiedliche Qualität und Struktur aufweisen: weich und lose oder dehnbar und trotzdem fest. Es kann mehr oder weniger Flüssigkeit enthalten. Festes Bindegewebe fühlt sich straff und energiegeladen an. Die Qualität der Faszien wird maßgeblich durch die Ernährung und durch das richtige Training bestimmt. Es gibt hilfreiche Übungen mit oder ohne Hilfsmittel, die für die richtige Faszienfitness sorgen.

DAS TRAINING VOR UND WÄHREND DER MENOPAUSE

Die Grundidee eines sinnvollen Trainingsprogramms bleibt unabhängig vom Alter und der Lebensphase immer gleich. Man benötigt einen guten Mix zwischen Ausdauer-, Kraft-, Beweglichkeits- und Koordinationstraining. Lediglich der Fokus und die Art der Übungen verändern sich. Mit fortschreitendem Alter gilt es auf andere Dinge und mögliche Beschwerden Rücksicht zu nehmen. Letztlich liegen einem Trainingsprogramm immer die gleichen Trainingsprinzipien zugrunde, die von den Sportwissenschaftlern Wend-Uwe Boeckh-Behrens und Wolfgang Buskies schon vor über 15 Jahren veröffentlicht wurden und immer noch ihre Gültigkeit haben: Regelmäßigkeit, Anpassung, Steigerung, Variation und Individualisierung.

REGELMÄSSIGKEIT ALS WICHTIGSTES TRAININGSPRINZIP

Ihr Trainingsprogramm sollte auf Sie abgestimmt sein, d. h. auf Ihr Alter, Ihre Beschwerden und Ihre Zielsetzungen. Von Zeit zu Zeit, im Schnitt ca. alle drei Monate, sollten Sie Ihren Trainingsplan anpassen. Dabei müssen Belastungen gesteigert und variiert oder Übungen komplett verändert werden. Das mit Sicherheit wichtigste Trainingsprinzip ist aber das der Regelmäßigkeit. Ich gehe sogar so weit zu sagen, dass die Regelmäßigkeit das einzig wirklich wichtige Trainingsprinzip ist, vor allem in Bezug auf die Wechseljahre.

Stellen Sie sich vor, Sie würden nur einmal in der Woche Zähne putzen, dafür aber 28 Minuten. Damit würden Sie im Wochenschnitt

4 Minuten pro Tag putzen. Genauso, wie Sie es wahrscheinlich jetzt auch tun. Schon nach kürzester Zeit hätten Sie jedoch mit Karies und Zahnproblemen zu kämpfen. Eine unsinnige Vorstellung. Doch viele halten es mit dem Sport genau so. Einmal pro Woche richtig auspowern und die restliche Zeit im Sitzmodus verharren. Das Ergebnis: Muskelkater, eventuell sogar Verletzungen und ausbleibende Fortschritte. Am Ende sinkt die Lust auf Sport.

Die traurige (oder vielleicht sogar sehr gute) Wahrheit: Nur wenn Sie regelmäßig und mehrmals pro Woche trainieren, werden sich Erfolge einstellen. Punkt. Keine Diskussion. Wenn Ihr Zeitplan das nicht zulässt, sollten Sie sich über die Prioritäten in Ihrem Leben Gedanken machen. Denn bedenken Sie, dass Sie nur einen Körper haben und der braucht jetzt Ihre volle Wertschätzung.

WANN WIRD BEWEGUNG ZUM TRAINING?

Grundsätzlich gilt: Bewegung sollte täglich passieren: Treppen steigen, spazieren gehen, zu Fuß zur Arbeit gehen …

Der aktive Alltag ist der Grundstock einer gesunden Lebensführung. Training unterscheidet sich davon vor allem durch die Intensität und die Tatsache, dass einem Training ein Plan und ein Trainingsziel zugrunde liegt. Beim Training kommt man ins Schwitzen und man kann Fortschritte und Erfolge messen. Zwei- bis dreimal pro Woche sollte man von der Bewegung ins Training kommen.

SO BAUEN SIE IHRE TRAININGSWOCHE SINNVOLL AUF

Die Planung Ihrer Trainingswoche müssen Sie selbst übernehmen. Denn nur Sie kennen Ihre zeitliche Verfügbarkeit, Ihre Vorlieben und Wünsche. Werfen wir daher einen genaueren Blick auf die Inhalte des Trainingsplans.

Gleich einmal vorneweg: Keine der vorgestellten Trainingsarten ist für sich allein das Allheilmittel. Es geht immer um eine Kombination aller Trainingsmethoden. Vor allem das Ausdauertraining wurde jahrelang als Allheilmittel gepriesen. Man propagierte es bei Figurproblemen und als Vorbeugung gegen Herz-Kreislauf-Erkrankungen und vergaß dabei den dafür unerlässlichen Aspekt des Krafttrainings. Lassen Sie also keinen Trainingsaspekt außer Acht und bauen Sie immer alle in Ihre Trainingswoche mit ein!

KRAFTTRAINING

Krafttraining ist die Basis und das Ganze hat nichts mit Bodybuilding zu tun, vielmehr mit dem Thema Fettverbrennung. Fett verbrennt ausschließlich im Muskel. Wer zu wenig davon hat, verbrennt auch zu wenig Fett und nimmt leichter zu. Muskelaufbau lässt sich effektiv nur durch ein gezieltes Krafttraining erreichen, und zwar unabhängig davon, welche Zielsetzung man verfolgt. Auch Rücken- oder Knieschmerzen, Figurprobleme, Haltungsbeschwerden und das Selbstbewusstsein lassen sich mit Krafttraining positiv beeinflussen. Die Versorgung von Knochen und Gelenken und damit die aktive Osteoporosevorbeugung ist Sache des Krafttrainings. Sogar in der Krebsprävention setzt man inzwischen auf das Training mit Gewichten. Und nicht zuletzt ist es der ästhetische Aspekt, der für ein gezieltes Krafttraining vor und während der Menopause spricht. Das Gewebe lässt mit fortschreitendem Alter einfach nach. Gerade Frauen ab 40 klagen über sogenannte Fledermausarme oder die lästige Cellulite. Überall da setzt Krafttraining an und ist somit ein unerlässlicher Bestandteil des Trainingsplans.

Relativ neu sind die Erkenntnisse über die Auswirkungen auf unser Hormonsystem. So weiß man heute, dass Krafttraining die Sensibilität der Zellen auf Insulin verbessert. Ein wichtiger Aspekt, denn Insulin gilt als Dickmacherhormon und dessen korrektes Funktionieren im Stoffwechselsystem ist un-

erlässlich, um Übergewicht, aber auch Diabeteserkrankungen, vorzubeugen.

Wichtig ist eine gewisse Intensität des Trainings. Entgegen mancher Meinung reicht ein Training mit dem eigenen Körpergewicht nicht aus. Der Muskel baut sich nach einem bestimmten Prinzip auf: Wachstum erfolgt nur, wenn dem Muskel mehr zugemutet wird, als er gewohnt ist. Es geht also um einen gewissen Trainingsreiz. Beim Training ohne zusätzliche Gewichte ist dieser oft nicht gegeben. Außerdem bedarf es stets einer Kombination von Zug- und Druckbewegungen, um einseitige Belastungen zu vermeiden und Erfolge zu erzielen.

Ein besonderes Augenmerkt gilt auch beim »normalen« Muskeltraining in dieser Lebensphase dem Beckenboden, den man auch bei bestimmten Kraftübungen schon gezielt ansteuern und stärken kann.

Wenn es um gezieltes Muskeltraining geht, führt in der Regel kein Weg am Fitness-Studio vorbei. Nur dort findet man die entsprechenden Ausstattungen und Experten, die ein sinnvolles Krafttraining möglich machen. Je älter man ist, desto mehr Überwindung kostet der Gang dorthin. Zu sehr ist die Vorstellung von schönen, jungen, gestählten Menschen in unserem Gehirn verankert. Doch die Zeiten haben sich geändert. Das Durchschnittsalter in Premium-Fitness-Anlagen liegt inzwischen bei über 40 Jahren, bei Discount-Studios etwa 10 Jahre darunter. Heute trainieren 60-, 70- und 80-Jährige vergnügt neben Schülern und Studenten. Es bedarf weder eines besonderen Stylings noch einer Top-Figur, um dort offen und willkommen empfangen zu werden.

VIELE WEGE ZUM MUSKELAUFBAU

Heute gibt es neben dem klassischen Gerätetraining viele Möglichkeiten des Krafttrainings, etwa funktionales Training mit Kleingeräten, Strom- und Vibrationstraining oder kraftorientierte Gruppenkurse. Ich rate meinen Kunden, immer wieder einmal die Trainingsmethode zu ändern. Das wirkt sich positiv auf die Motivation, aber auch auf die Trainingserfolge aus. Jede Methode setzt etwas andere Reize und stimuliert den Körper neu. Im Fachjargon nennt man das »Trainingsvariation«. Egal, welche Methode man wählt, die ersten Schritte sollten immer in Begleitung eines erfahrenen Trainers geschehen. Hier ein kleiner Überblick über die verschiedenen Trainingsmethoden:

KLASSISCHES KRAFTTRAINING

Man trainiert an speziellen Kraftgeräten jeweils einzelne Muskeln bzw. Muskelgruppen.

Vorteil: Leicht zu merkende Übungen, man kann wenig falsch machen, da das Gerät die Übung vorgibt. Oft erleichtert eine Videounterstützung die Orientierung. Einfache Steigerungsmöglichkeiten durch Anpassung der Gewichte. Chipgesteuerte Trainingspläne mit

der Möglichkeit des Trackings (Aufzeichnung der Erfolge) gibt es in modernen Anlagen.

Nachteil: Anpassungen müssen in der Regel selbst erfolgen bzw. in Absprache mit dem Trainer. In der Regel nur im Fitnessstudio möglich, da es für Zug- und Druckbewegungen unterschiedlicher Geräte bedarf. Heimgeräte sind groß und teuer.

GERÄTE-ZIRKELTRAINING

Eine Sonderform des Gerätetrainings. Man trainiert in einem speziellen Kraft-Ausdauer-Zirkel nach vorgegebener Zeit, mit persönlich programmiertem Chip und automatischen Einstellungen und Anpassungen.

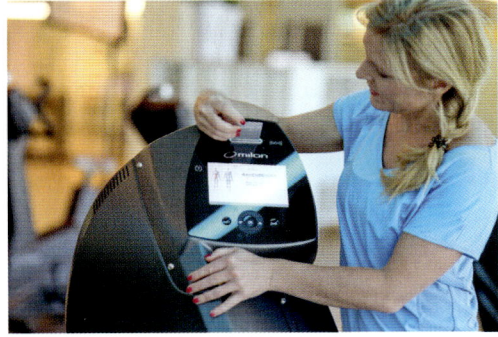

Vorteil: Die Runde ist nach 35 Minuten vorbei, alle Muskelgruppen sind abgedeckt, Zug- und Druckbewegungen erfolgen an ein und demselben Gerät, durch die Automatisierung kann man nichts mehr falsch machen. Trainingsplananpassungen erfolgen automatisch, man muss sich um nichts mehr kümmern.

Nachteil: Wenig bis keine Flexibilität. Große Abhängigkeit vom jeweiligen Gerätezirkel. Abgabe der Eigenverantwortung für das Training.

EMS-TRAINING (ELEKTRO-STIMULATIONSTRAINING)

Mittels eines speziellen Anzugs und daran angeschlossenen Elektroden werden leichte Stromwellen durch den Körper geschickt, die eine Muskelkontraktion bewirken. Das Training erfolgt immer in Anwesenheit und nach Anweisung eines speziell ausgebildeten Trainers.

Vorteil: Extrem kurzes, intensives und damit zeitsparendes Training. Nach 20 Minuten ist alles vorbei. Bereiche der Tiefenmuskulatur können gezielt angesprochen werden. Auch bei Gelenkproblemen ist das Training möglich.

Nachteil: Keine Zug- und Druckbewegungen, sondern eher statische oder nur leicht dynamische Übungen. Der Strom ist für manche gewöhnungsbedürftig. Terminvereinbarungen für jede Einheit notwendig.

VIBRATIONSTRAINING (POWER PLATE)

Das Training erfolgt auf einer Vibrationsplatte. Da der Körper den Vibrationen durch Muskelkontraktion entgegenhalten muss, kommt es zu einem verbesserten Trainingseffekt. Beim Power-Plate-Training sollte immer ein erfahrener Trainer die Übungsausführung kontrollieren.

Vorteil: Genauso zeitsparend wie EMS-Training. Starker Effekt durch hohe Intensität. Die Trainerunterstützung garantiert die richtige Übungsausführung. Gute Erfolge bei Osteoporose nachgewiesen.

Nachteil: Vibrationen sind nicht jedermanns Sache und können bei unkorrekter Übungsausführung z. B. zu Kopfschmerzen führen. Terminvereinbarungen für jedes Training notwendig. Kontraindikationen (z. B. Herzschrittmacher) schließen das Training aus.

FUNCTIONAL TRAINING MIT KLEINGERÄTEN

In extremerer Form auch Crossfit genannt. Man trainiert mit Medizinbällen, Kettlebells, Powerpacks, Battle Ropes und Schlingen. Das Training kann langsam gesteigert und sehr intensiv werden.

Vorteil: Hoher Spaßfaktor bei gleichzeitig hoher Eigenverantwortung und maximaler Flexibilität. Das Training ist abwechslungsreich, individuell und erzielt je nach Intensität sehr gute Erfolge. Eine Trainerunterstützung ist sinnvoll, aber nicht zwingend.

Nachteil: Verletzungsmöglichkeiten bei hohen Intensitäten und unkorrekter Übungsausführung. Man muss selbständig »mitdenken«.

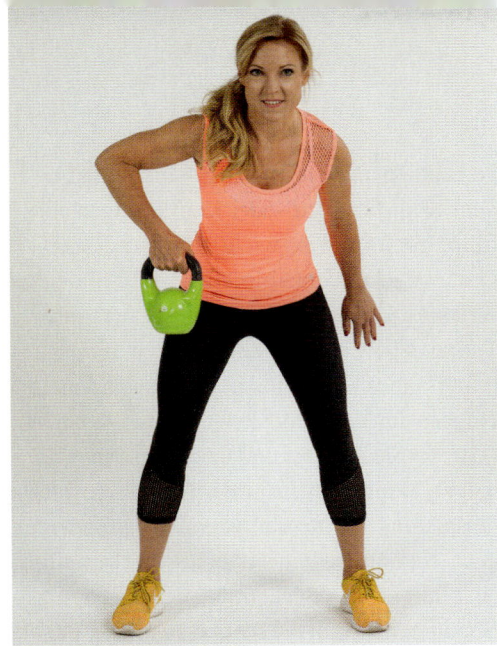

KRAFTORIENTIERTE GRUPPENKURSE

Bestimmte Kursformen haben einen starken Kraftbezug. Dabei kommen immer zusätzliche Gewichte, wie Lang- oder Kurzhanteln zum Einsatz (z. B. Hot Iron, Pump).

Vorteil: Das Training in der Gruppe motiviert. Musik und Trainer spornen dabei zusätzlich an.

Nachteil: Weniger individuell und nicht auf das persönliche Trainingsziel ausgerichtet. Auf richtiges Kursformat achten!

Finden Sie heraus, welche Trainingsform Ihnen am meisten Spaß bereitet. Ich selbst wechsle ca. alle drei Monate die Methode. Mein persönlicher Favorit ist das Functional Training, wobei ich hier auf die Unterstützung meines Trainers nicht verzichten möchte.

Außerdem lassen sich bei diesem Training sehr leicht Koordinationsübungen einbauen, die ein weiterer wichtiger Bestandteil des Trainingsplans sind.

Generell gilt: Ein Trainingsplan sollte immer von einem kompetenten Trainer erstellt werden, der nicht nur auf Ihre Ziele, sondern auch auf Ihre Vorlieben und Ihre Konstitution eingeht.

BALANCE, KOORDINATION UND BEWEGLICHKEIT

Viele Trainierende denken immer nur an einen möglichst schnellen Muskelaufbau und vernachlässigen den wichtigen Bereich der Koordination und Beweglichkeit. Doch vor allem in zunehmendem Alter sollte hier verstärkt der Fokus liegen. Denn genau diese Fähigkeiten lassen mit der Zeit nach. Dabei ist gerade das Koordinationstraining besonders leicht und nahezu überall durchführbar. Sei es ein Baumstamm, der am Wegesrand zum Balancieren einlädt, ein einfaches Wackelbrett (Balance Board), ein Pezziball oder ein Stapel Kissen. Fast überall kann die Balance trainiert werden. Ein bisschen Kreativität schafft unerschöpfliche Möglichkeiten.

Doch gerade weil es so einfach ist, lassen wir diesen Bereich oft links liegen. Es fühlt sich einfach nicht so effektiv an und hat vielleicht sogar etwas zu spielerisches, um etwas bringen zu können. Falsch gedacht. Ein koordinatives Training kann sogar für bestimmte

Muskelgruppen recht anstrengend sein. Die Bauch- und Beckenbodenmuskeln sind nämlich hierbei besonders gefragt, man spricht dabei auch oft vom »Core«, also von der Muskulatur der gesamten Körpermitte. Gerade weil das Koordinationstraining jahrelang vernachlässigt wird, lassen die Fähigkeiten mit der Zeit nach. So fällt manchmal sogar der Stand auf einem Bein schon schwer.

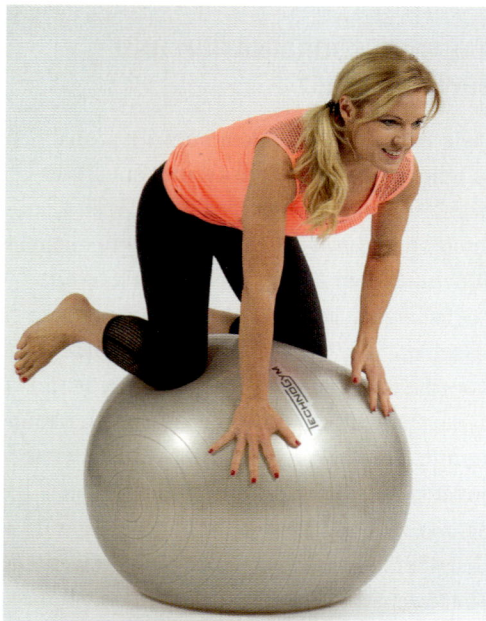

WICHTIG:
DEN BECKENBODEN ANSTEUERN

Der Beckenboden verdient jetzt sowieso unsere gesamte Aufmerksamkeit. Versuchen Sie einmal bei jeder Übung den Beckenboden

gedanklich anzusteuern. Egal, ob man übrigens Koordinations- oder Kraftübungen ausführt, gilt immer ein wichtiger Grundsatz: Dort, wo ich meine Aufmerksamkeit hinlenke, verstärke ich den Effekt. Ein guter Personal Trainer wird Sie dabei unterstützen, indem er mittels eines leichten Drucks von Händen und Fingern den einen Muskel, um den es gerade geht, für Sie spürbar und damit ansteuerbar macht. Man nennt das unter Fachleuten auch »Palpieren«. Wenn es um den Beckenboden geht, sind Sie freilich auf sich selbst gestellt. Hier hilft es, den Beckenboden bei jeder Übung ganz leicht nach oben zu ziehen und damit anzuspannen.

FASZIENTRAINING

Ein relativ neues, aber enorm wichtiges Trainingsfeld ist das des Faszientrainings. Sie erinnern sich an die Vorstellung eines festen und straffen Bindegewebes? Ein straffes Bindegewebe ist gleichzeitig ein gesundes Bindegewebe, das frei von Schlacken und Verklebungen ist.

Faszientraining lässt sich relativ einfach in ein anderes Trainingsprogramm integrieren oder sogar zu Hause vor dem Fernseher ausführen. Ein Trainer oder auch ein gutes Buch über Faszienfitness hilft bei der Zusammenstellung der Übungen. Viele der Übungen befassen sich mit einem Dehnen und »Langziehen« der Faszien und sind recht angenehm. Manche Übungen – und gerade diese sind

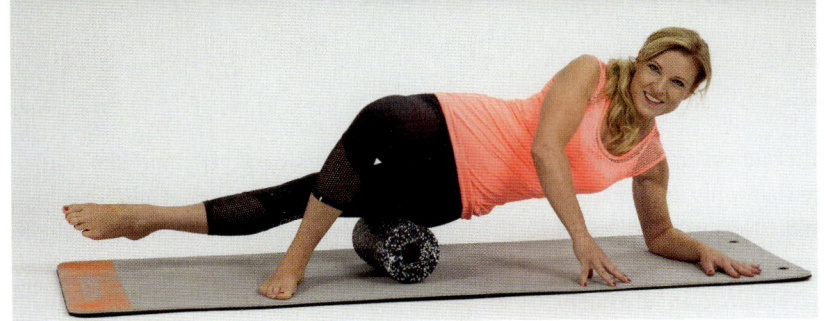

Faszientraining: ein wichtiges Trainingsfeld für gesundes Binde-gewebe

natürlich besonders effektiv – können auch mal schmerzen, vor allem, wenn die Faszien verklebt sind. Bei diesen Übungen kommen meistens bestimmte Kleingeräte, wie eine Faszienrolle oder ein Tennisball, zum Einsatz. Faszientraining ist inzwischen ein fester Bestandteil der Trainingstherapie und wichtig, um möglichst lange schmerzfrei zu bleiben. Man könnte sogar durchaus von einem verjüngenden Effekt sprechen.

AUSDAUERTRAINING

Ausdauertraining stand so viele Jahre im Vordergrund eines gesundheitsorientierten Lebenswandels, dass es vielleicht verwunderlich erscheinen mag, dass ich diesen Punkt erst jetzt anspreche. Natürlich hat das Cardiotraining einen wichtigen Stellenwert, einen sehr wichtigen sogar. Wir verbessern damit die Kondition, pumpen Sauerstoff in den Körper und regen den gesamten Stoffwechsel an. Außerdem sorgt Ausdauertraining nachweislich für gute Laune, denn die Produktion von stimmungsaufhellenden Hormonen, wie Serotonin, wird angeregt. Das gilt besonders dann, wenn man sich in der freien Natur bewegt, wozu ich Ihnen auf jeden Fall immer

raten würde, vorausgesetzt, die Bedingungen lassen es zu. Ein bisschen Regen ist dabei aber keine Ausrede. Im Gegenteil. Nichts ist erfrischender und anregender als ein Lauf oder ein flotter Spaziergang bei Nieselregen.

Auch die lästigen Hitzewallungen lassen sich mit einem regelmäßigen Ausdauertraining ganz gut in den Griff bekommen. Voraussetzung ist, dass Dauer und Intensität passen.

Was bedeutet das für Sie? Jahrelang predigte man, dass man sich beim Ausdauertraining unbedingt in der Fettstoffwechselzone, also im sogenannten aeroben Bereich aufhalten muss. Man meint damit ein Training, welches im Sauerstoffüberschuss stattfindet, da der Körper Fett nur mithilfe von Sauerstoff verbrennen kann. In der Praxis hat das dazu geführt, dass ein Großteil der Trainierenden in eine Art Chill-out-Modus verfiel: Immer dieselbe Runde, die man immer in der exakt selben Zeit bewältigte. Das Ergebnis: Irgendwann ging nichts mehr weiter. Die Erfolge blieben aus.

Erinnern Sie sich noch an das Prinzip der Trainingsvariation? Sie müssen Ihren Körper immer wieder mal neu fordern und neuen Reizen aussetzen. Das heißt, Sie sollten weniger intensive Einheiten mit intensiveren abwechseln. Dabei dürfen Sie sich ruhig auch mal ein wenig fordern. Bauen Sie bei Ihrer Lauf- oder Radrunde eine Bergetappe mit ein, legen sie zwischendurch einmal einen Sprint ein oder planen Sie generell zwischendurch schnellere, dafür kürzere Runden ein. Nur, wenn Sie auch richtig ins Schwitzen kommen, lässt das Schwitzen abseits vom Sport nach.

Ich habe das Ausdauertraining etwas nach hinten gestellt, weil es für mich nicht die Basis ist. Die Basis ist das Krafttraining, denn nur damit kann die Muskulatur aufgebaut werden, mit der beim Ausdauertraining effektiv Fett verbrannt werden kann. Starte ich mein Ausdauertrainingsprogramm, bevor ich mir einen guten Muskelgrundstock verschafft habe, gleiche ich einem Hamster im Rad. Ich trainiere – manchmal sogar richtig viel –, aber das Training ist nicht effektiv, weil die notwendige Muskulatur fehlt.

Daher gilt: Ausdauertraining nie ohne Krafttraining! Auch Ihre Gelenke werden es Ihnen danken, wenn Sie mit einem starken Muskelkorsett die Laufrunde antreten.

DIE PLANUNG MEINER SPORTWOCHE

So, nun kennen Sie die Theorie. Jetzt geht es um Planung und praktische Umsetzung Ihres Sportprogramms. Der folgende Musterplan soll Ihnen eine Orientierung geben, wie eine ideale Sportwoche aussehen könnte. Selbstverständlich sollten Sie diesen Plan an Ihre Rahmenbedingungen anpassen und gegebenenfalls auch abändern. Halten Sie sich aber immer an folgende Grundgedanken und Prinzipien:

- **Alle Komponenten müssen dabei sein.**
Das wissen Sie ja bereits. Keine der Trainingsarten darf fehlen, keine sollte überhandnehmen. Sie sollten mindestens zweimal pro Woche Ihre Kraft trainieren, zweimal Ihre Ausdauer und jedes Training mit Koordinationselementen kombinieren. Faszientraining steht mindestens einmal auf dem Programm.

- **Abwechslung der Intensitäten.**
Gefragt ist eine gute Mischung aus Grundlagentraining (z. B. lockeres Laufen im Sauerstoffüberschuss) und intensiveren Einheiten.

- **Regenerationszeiten beachten.**
Nur wenn der Muskel Zeit hat sich zu regenerieren, kann er sich aufbauen und wird stärker als vor dem Training. Diesen Trainingseffekt haben Sie nur, wenn Sie Ihre Pausen genauso planen wie die Trainingseinheiten. Legen Sie daher nach einem intensiveren Krafttraining immer einen Regenerationstag ein. Das heißt nicht, dass Sie an diesem Tag gar nichts machen dürfen. So kann z. B. eine lockere Fahrradrunde durchaus zur Regeneration beitragen. Grundsätzlich gilt: Je intensiver das Training, desto wichtiger ist die Regeneration.

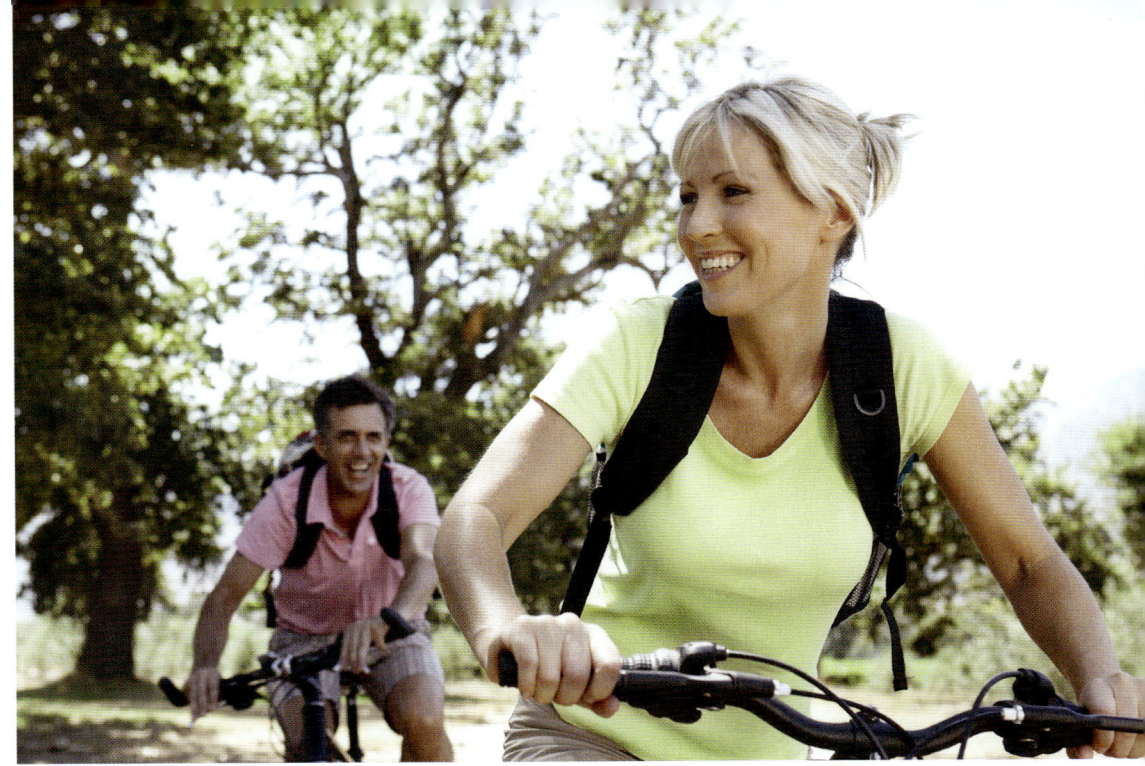

▪ Eine Spaßeinheit muss sein.

Sport sollte Spaß machen und kein lästiges Pflichtprogramm sein. Doch im Sport gibt es so etwas wie Pflicht und Kür. Ein Training, das eine bestimmte Zielsetzung verfolgt, macht nicht immer Spaß, sondern ist ein Beitrag für Gesundheit und Wohlbefinden. Gerade deshalb sollten Sie zumindest einmal in der Woche Sport einfach des Vergnügens halber ausüben. Suchen Sie sich hierfür eine Sportart, die Ihnen wirklich Freude bereitet. Das kann Tanzen, Bergwandern oder Golfspielen sein, ganz egal. Hier geht es um die gute Laune und die Bildung von Glücksmacherhormonen.

WICHTIG IST, dass Sie sich Ihre Woche einmal organisieren und Ihren persönlichen Trainingsrhythmus dann beibehalten. Entscheidend ist, dass Sie das Training gut in den Alltag integrieren können, denn nur so besteht die Chance auf eine langfristige Umsetzung. Mein Wochenvorschlag *auf den folgenden Seiten* ist daher tatsächlich als Vorschlag und nicht als Dogma zu verstehen.

EINE IDEALE TRAININGSWOCHE
FÜR EINSTEIGER

WOCHENTAG	KATEGORIE	DAUER		TRAININGSART
Montag	Kräftigung und	30 Min. (abhängig von der Trainings-methode)		Wahlweise Gerätetraining, Kraft-Ausdauerzirkel, EMS, Vibrationstraining oder Funktionales Training Aufwärmen nicht vergessen!
	Ausdauer	30 Min.		Ergometertraining, Walken, Laufen etc.
	Koordination bzw. Faszien	10–20 Min.		Koordinationsübungen (Balance Board, Pezziball, etc.), Ausrollen mit einer Faszienrolle
Dienstag	Regeneration			
Mittwoch	Balance und Regeneration	30 Min.		*Übungsserien 1–5*
Donnerstag	Kraft und Balance	60 Min.		Kursstunde mit leichter Kraftkomponente: Yoga, Pilates oder *Übungsserien 1–5*
Freitag	Regeneration und Faszien	15 Min.		Faszientraining mit einer Faszienrolle
Samstag oder Sonntag	Spaßtag	beliebig		Ihre Lieblingssportart mit Ausdauerkomponente (Bergwandern, Radfahren etc.)

EINE IDEALE TRAININGSWOCHE
FÜR FORTGESCHRITTENE

WOCHENTAG	KATEGORIE	DAUER	TRAININGSART
Montag	Kraft und Koordination bzw. Faszien	20–60 Min. (abhängig von der Trainingsmethode) 10–20 Min.	Wahlweise Gerätetraining, Kraft-Ausdauerzirkel, EMS, Vibrationstraining oder Funktionales Training Aufwärmen nicht vergessen! Koordinationsübungen (Balance Board, Pezziball, etc.), Ausrollen mit einer Faszienrolle
Dienstag	Balance und Regeneration	30 Min.	*Übungsserien 1–5*
Mittwoch	Ausdauer	45–60 Min.	Rad- oder Ergometertraining, Laufen, Walken oder Schwimmen
Donnerstag	Kraft und Balance	60 Min.	Yoga, Pilates oder *Übungsserien 1–5*. Je nach Intensität der Kursstunde u.U. noch zusätzliches Kräftigungsübungen mit einbauen
Freitag	Regeneration und Faszien	20 Min.	Faszientraining mit einer Faszienrolle
Samstag	Ausdauer und Faszien	45–60 Min.	Raus in die Natur: Laufen, Radfahren oder Bergwandern
Sonntag	Spaßtag	beliebig	Ihre Lieblingssportart mit Ausdauerkomponente (Bergwandern, Radfahren etc.)

Ein Wort zum Schluss

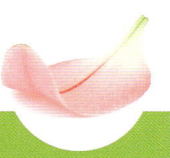

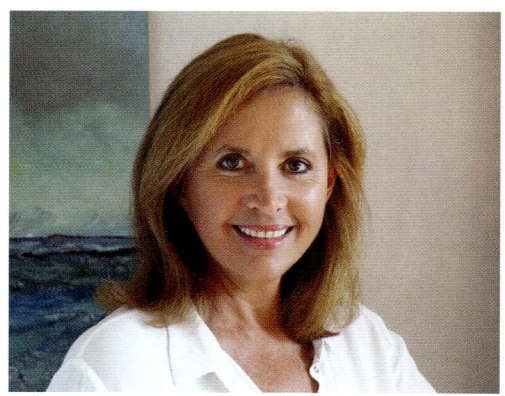

Schön, dass Sie mir bis hierhin gefolgt sind. Ich bin überzeugt, dass wir auf einem guten Weg sind, wenn wir es wieder schaffen, auf die Stimme unseres Körpers zu hören, sozusagen zu Experten unseres eigenen Körpers werden, und dem natürlichen Weg folgen. In diesem Sinne wünsche ich Ihnen für diese wichtigen Jahre viel Gesundheit und viele Glücksmomente! Genießen Sie die Veränderungen und lassen Sie sich auf diese spannende Zeit des Wandels ein. Dann kommt Ihnen das Leben mit mancherlei Überraschung entgegen. Ich kann aus eigener Erfahrung sagen, dass es die schönsten Jahre meines Lebens sind. Ich wünsche Ihnen viel Kraft, Zuversicht und Mut. Und – Sie sind nicht alleine!

Ihre Anne Hild

Häufig gestellte Fragen

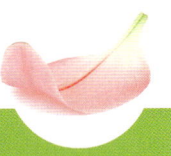

Wann bin ich in den Wechseljahren?

Zwischen dem 40. und 55. Lebensjahr beginnen die Eierstöcke die Produktion von Hormonen zu drosseln. Erste Anzeichen sind ein fehlender Eisprung, unregelmäßige Perioden, die mal stärker, mal schwächer ausfallen können. Auch Zwischenblutungen mit Schmierblutungen treten in dieser Zeit häufiger auf. Die meisten Frauen nehmen in dieser Zeit ein paar Kilo zu. Ab dem Zeitpunkt der letzten Periode beginnen die eigentlichen Wechseljahre. Man spricht auch von Klimakterium (Wendepunkt) oder Menopause. Der Fragebogen auf Seite 16 / Seite 19 hilft Ihnen, festzustellen, ob es bereits so weit ist.

Sind Beschwerden während der Wechseljahre vorprogrammiert?

Wechseljahre sind keine Krankheit, sondern etwas völlig Natürliches. Beschwerden entstehen in erster Linie durch ein Ungleichgewicht von Hormonen. Als Erstes lässt die Produktion von Progesteron, oft schon Mitte 30, nach. Später gibt es einen Rückgang des Östrogens. Ein Drittel der Frauen hat so gut wie keine Beschwerden, ein weiteres Drittel hat leichte Beschwerden wie vorübergehende Hitzewallungen und Schweißausbrüche.

Aber es gibt auch Frauen, die unter gravierenden Symptomen leiden. Sie sind oft familiär veranlagt. Ein Mangel an Vitamin D3, Vitamin B12 und Vitalstoffen ist ein weiterer Grund für Beschwerden, die sich oft schleichend entwickeln.

Welche Bedeutung haben die abnehmenden Hormone für unser Wohlbefinden?

Eine sehr große. Die meisten Beschwerden werden im Zuge der Wechseljahre durch fehlende oder nicht ausbalancierte Hormone verursacht. Ab ca. Mitte 30 sinkt unmerklich die Hormonproduktion. Das hat zunächst noch keine akuten Auswirkungen auf das Befinden, aber es setzt ein schleichender Prozess ein, den man frühzeitig aufhalten kann. Bei vielen Frauen setzen Beschwerden bereits ab Mitte 40 ein, bei Männern etwa um das 50. Lebensjahr. Doch für beide Geschlechter gilt: Ein 80- bis 90-Jähriger verfügt nur noch über 10 % der Hormone, die sein Körper in seinen besten Zeiten als junger Mensch produziert hat. Mit den Jahren werden einfach immer weniger Hormone gebildet. In früheren Zeiten hat dies keine große Rolle gespielt, da kaum ein Mensch so alt wurde.

Welches sind die häufigsten Beschwerden beginnender Wechseljahre bei der Frau?

Hitzewallungen und Schweißausbrüche, besonders im Bereich Gesicht, Hals und Oberkörper, begleitet von Herzklopfen. Der Schlaf wird schlechter, oberflächlicher und kürzer. Nachts muss man öfters raus. Die Psyche spielt verrückt, frau ist empfindlicher, schneller gereizt und Stimmungsschwankungen und Niedergeschlagenheit nehmen zu. Die Verdauungskraft lässt nach. Bestimmte Nahrungsmittel werden nicht mehr so gut vertragen. Der Stoffwechsel verlangsamt sich, wodurch es zur Gewichtszunahme besonders am Bauch kommt. Viele Frauen leiden aufgrund schlechterer Durchblutung unter trockenen Schleimhäuten, besonders der Scheide, was zu Schmerzen beim Geschlechtsverkehr führt. Auch der Beckenboden erschlafft, es kommt zu häufigem Harndrang mit unfreiwilligem Urinabgang beim Niesen und einer Neigung zu Blasenentzündungen. Die Haut wird trockener, dünner und faltiger. Gesichtszüge verändern sich durch eine schlaffere Haut. Weitere häufige Symptome sind Probleme mit der Schilddrüse, Blutdruckschwankungen, Herz-Kreislauf-Beschwerden und abnehmende Stresstoleranz. Schmerzen in den Gelenken (Schulter, Hüfte, Hand- und Daumengelenke), oft wandernd und ohne vorherige Belastung auftretend, Chronisches Müdigkeitssyndrom, Fibromyalgie und Osteoporose gehören zu den schwerwiegenderen Beschwerden der Wechseljahre. Hormone spielen dabei eine entscheidende Rolle.

Mein Arzt sagt, dass ich nur mit einer Hormonersatztherapie Osteoporose vermeiden kann. Stimmt das?

Das ist so nicht richtig. Wichtig ist es, für einen natürlichen Ausgleich der Hormone zu sorgen. Natürliches Progesteron ist dabei essenziell für die Vorsorge und Gesundheit der Knochen, außerdem sind die Östrogene und DHEA entscheidend. Denken Sie an regelmäßige Bewegung und eine passende Vitalstoffergänzung.

Warum spricht man immer nur über die Wechseljahre der Frau? Männer kommen doch auch in diese Phase?

Auch Männer kommen in die Wechseljahre und auch bei ihnen nimmt die Hormonproduktion kontinuierlich ab, wenngleich auch langsamer und später. Allerdings zeigen sich durch zu viel Stress und Erschöpfung der Nebenniere immer früher wechseljahrähnliche Beschwerden.

Welches sind die häufigsten Beschwerden der beginnenden Andropause beim Mann?

- nachlassende Leistungsfähigkeit und verminderte Stresstoleranz
- schnellere Erschöpfung und Müdigkeit
- plötzliche Gewichtszunahme

- Der Fettstoffwechsel verlangsamt sich und die Muskelkraft nimmt ab.
- Um die sportliche Figur zu halten und die Muskelkraft zu bewahren, muss viel Sport getrieben werden.
- Vergrößerung der Prostata
- nachts öfter auf die Toilette
- die Lust nimmt ab und die Erektion lässt zu wünschen übrig
- Depressionen
- Gefühl der Sinnlosigkeit und dem Leben nicht mehr gewachsen zu sein
- Schlafstörungen
- Blutdruckschwankungen
- Vergesslichkeit
- Haarausfall

Wie gleicht man eine Östrogendominanz aus?

Meist wird natürliches Progesteron gebraucht, um ein Zuviel an Östradiol auszugleichen. Zum Beispiel kann bei Frauen eine dreiprozentige Progesteroncreme als bioidentisches Hormon gegeben werden. Bei Männern reicht eine einprozentige Creme. Eine weitere Möglichkeit besteht in einem Ausgleich mit homöopathisch potenzierten Hormonen.

Was spricht gegen künstliche Hormone?

Künstliche, synthetische »Hormone« kennt der Körper nicht. Sie sind ihm fremd und blockieren die körpereigenen Hormonrezeptoren. Die Hormonersatztherapie hat gravierende Nebenwirkungen und steigert das Risiko für Herz-Kreislauf-Erkrankungen, Thrombosen, Schlaganfälle und Brustkrebs. Spätestens zu Beginn der Wechseljahre wird Frauen nahegelegt, dass ohne Hormonersatztherapie das Risiko für Osteoporose zunimmt und man schneller altern würde.

Was ist der Unterschied zwischen synthetischen und bioidentischen Hormonen?

Bioidentische Hormone sind, obwohl auch im Labor hergestellt, mit den körpereigenen Hormonen sowohl strukturell als auch chemisch identisch. Der Körper kennt sie als körpereigen an, deshalb haben sie, richtig angewendet, keine Nebenwirkungen. Das Diosgenin, ein Extrakt aus der Yamswurzel, hat eine ganz ähnliche Formel wie natürliches Progesteron. Aus diesem Extrakt können dann im Labor neben Progesteron weitere Hormone hergestellt werden. Wichtig: Naturidentische Hormone werden zwar aus Pflanzen wie der Yamswurzel hergestellt, sind aber nicht pflanzliche Hormone, sondern gleichen den menschlichen Hormonen.

Im Vergleich: Synthetische Hormone werden künstlich verändert, um sie patentierbar zu machen.

Warum gibt es synthetische Hormone, wo es doch auch natürlich geht?

Wie so oft, geht es ums Geld und um die Patentierbarkeit von Stoffen. Natürliche Stoffe wie Hormone, Vitamine, Pflanzenstoffe etc. kann man nicht patentieren, auch nicht, wenn sie im Labor 1 : 1 nachgebaut werden. Die Industrie hat somit kein Interesse daran, einen Stoff zu bewerben, der von jedem anderen genutzt werden kann. Also liegt es nahe, die natürlichen Stoffe zu verändern und unter dem gleichen Namen wie das natürliche, körpereigene Hormon auf den Markt zu bringen. Sie sind dann nur leider nicht mehr natürlich und haben gravierende Nebenwirkungen, wie die beiden großen Hormonstudien in den USA und Großbritannien bewiesen haben.

Wie werden naturidentische Hormone angewendet?

Naturidentische Hormone werden am besten in Form von Cremes auf die Haut aufgetragen, da durch diese Methode der Verdauungstrakt umgangen wird. Ca. 30 % gehen durch eine orale Aufnahme verloren. Die Creme verteilt sich zudem gleichmäßiger im Gewebe und gewährleistet dadurch einen konstanteren Hormonspiegel. Die transdermale Anwendung hat sich in den letzten Jahren durchgesetzt.

Wie lange dauert es, bis eine Besserung eintritt?

Man kann damit rechnen, dass selbst bei schweren Wechseljahrbeschwerden eine Besserung nach nur wenigen Wochen eintritt. Auffallend ist, dass sich recht schnell der Schlaf und die Stimmung verbessern.

Wie kommt das?

Durch eine Behandlung mit naturidentischen Hormonen kann in den meisten Fällen auf Antidepressiva oder Schlafmittel verzichtet werden. Ein Hormonmangel ist oft die Ursache für beides.

Wie lange sollte man naturidentische Hormone nehmen oder anwenden?

Bei jungen Menschen kann durch die Anwendung von naturidentischen Hormonen die Produktion angeregt werden. Der Körper lernt aus dieser Ergänzung und ist in der Lage, alleine mit der Produktion weiterzumachen. Das ist bei Menschen in höherem Alter nicht mehr so leicht möglich, da die Hormonproduktion rapide nachlässt. Deshalb ist oft eine Ergänzung über mehrere Jahre sinnvoll.

Welche Erkenntnisse sind aus neuester Sicht die vielversprechendsten, um gut durch die Wechseljahre zu kommen?

Eine Maßnahme allein reicht nicht aus. Ich habe deshalb ein spezielles Programm entwickelt (s. Seite 56). Das Wichtigste ist die Ausbalancierung der Geschlechtshormone und der Ausgleich einer eventuell bestehenden Östrogendominanz.

Die Wirkung einer gut abgestimmten Vitalstoffversorgung wird oft unterschätzt. Auch sollte man seine Nahrung auf eine kohlenhydratreduzierte Ernährung umstellen, die dem Kalorienbedarf angepasst ist. Yoga oder ein spezielles Bewegungsprogramm sind weitere wichtige Maßnahmen.

Warum empfehlen Sie ab einem gewissen Alter Nahrungsergänzungen? Was sind die Gründe dafür?

Immer mehr Menschen leiden an den verschiedensten Krankheiten wie Gedächtnisverlust, Bluthochdruck, Alzheimer, Parkinson und vorzeitiger Alterung ... und das muss nicht so sein. Der Vitamin-D-Mangel in der Bevölkerung ist eklatant und flächendeckend. Ausreichend Vitamin D als Hüterin der zellulären Stabilität ist ein wichtiger Pfeiler unserer Gesundheit. Das Gleiche gilt für OPC, dem Traubenkernextrakt. Es ist das stärkste bekannte natürliche Antioxidans. Vitamin C und Vitamin B12 sind weitere wichtige Stoffe.

Gibt es eine Möglichkeit, um das Hormonsystem möglichst lange auf natürliche Weise zu unterstützen? Oder anders gefragt, gibt es natürliche Stoffe, die sich positiv auf die Hormonbildung auswirken?

Heilpilze oder Vitalpilze sind wahre Wunder der Natur. Sie sind in der Lage, die Homöostase, also das Gleichgewicht, zu fördern und zu erhalten. Vitalpilze wirken ausgleichend. Sie gelten als verjüngende Substanzen, was mittlerweile auch wissenschaftlich vielfach bestätigt wurde. Für die Wechseljahre gibt es spezielle Heilpilzmischungen, die sich stimulierend auf die Hormondrüsen auswirken.

Heilpilze können auf natürliche Weise für eine Hormonbalance sorgen und die Hormonbildung möglichst lange auf einem hohen Niveau halten. Sie sind für Frauen und Männer gleichermaßen geeignet.

Warum soll ich Hormone einnehmen, das ist doch so von der Natur nicht vorgesehen?

Wenn Sie gesund sind und sich rundherum wohlfühlen, gibt es keinen Grund, Hormone zu ergänzen. Natürliche Hormone sind keine Medikamente, sondern körpereigene Stoffe, die sich auf unzählige Körpersysteme regulierend auswirken. Sie sollten dann ergänzt werden, wenn sie fehlen. Ein Hormonungleichgewicht kann zu vielerlei Beschweren führen. Wenn sie richtig angewendet werden, haben natürliche, bioidentische Hormone keine Nebenwirkungen. Früher sind die Menschen nicht so alt geworden wie heute. Tatsache ist, dass ab 40 unsere Hormondrüsen anfangen zu schwächeln und es dadurch zu vielen Beschwerden und einer Einbuße der Lebensqualität kommt.

Warum weiß mein Arzt nicht, dass man Hormone auch natürlich ergänzen kann?

Leider wissen die meisten Ärzte und Therapeuten so gut wie nichts über die Möglichkeiten der Ergänzung mit »natürlichen« Hormonen, sei es nun in bioidentischer, homöopathischer oder phytotherapeutischer Form.

Auf diesem Gebiet herrschen große Verwirrung und Fehlinformationen. Denn in der Vergangenheit hat das Thema Hormone jahrzehntelang für viele Negativschlagzeilen in der Presse gesorgt. Diese betreffen allerdings nicht die natürlichen Hormone, sondern die chemisch veränderten, die leider fälschlicherweise auch als Hormone bezeichnet werden, obwohl es sich dabei um Medikamente handelt.

Welchen Einfluss hat Stress auf die Hormone?

Chronischer Stress hat gravierende Auswirkungen auf die Hormonproduktion: Er lässt den Menschen überdurchschnittlich schnell altern. Stress »verbraucht« wichtige Nebennierenrindenhormone wie Cortisol und kann so zu einem Ungleichgewicht dieses Hormons und weiterer Hormone beitragen.

Was hat es mit Phytohormonen auf sich?

Phytohormone sind Pflanzen, die oft Einfluss auf die Produktion eines ganz bestimmten Hormons haben. Einige der Phytohormone wirken speziell auf »frauentypische« Hormone wie die Gruppe der Östrogene ein, andere sind spezialisiert auf typische »Männerhormone« wie Testosteron. Pflanzliche Substanzen und Kombinationen können sich in der Wirksamkeit gegenseitig ergänzen und in ihrer Gesamtheit oft gute Wirkung zeigen. Nachteil: Sie sind manchmal in ihrer Wirkung nicht stark genug, besetzen aber die Hormonrezeptoren, weshalb noch weniger Hormone gebildet werden und sich dadurch bestehende Probleme noch verstärken.

Wie stelle ich fest, ob die Beschwerden mit Hormonen in Zusammenhang stehen?

Ein wichtiges Instrument, um ein Hormonungleichgewicht zu erkennen, ist der Hormonspeicheltest. Mit ihm können gezielt Hormone bestimmt werden. Erst dann kann mit einer sinnvollen, natürlichen Therapie begonnen werden.

Warum gerade ein Speicheltest?

Es gibt drei Möglichkeiten, labortechnisch Hormone zu bestimmen: Blut-, Speichel- und Urintests. Allerdings ist es nur mit dem Speicheltest möglich, die sogenannten freien, aktiven Geschlechtshormone zu bestimmen, und nur diese sagen aus, wie viele Hormone der Körper aktuell wirklich bildet.

Mit dem Bluttest dagegen werden sowohl die freien als auch die an ein Transporteiweiß gebundenen Hormone gemessen. Ergebnisse aus Bluttests sind daher schwer zu interpretieren und ungenau.

Die dritte Möglichkeit, Hormonwerte zu bestimmen, stellt die Bestimmung aus dem 24-Stunden-Urin dar. Man sammelt den Urin über 24 Stunden. Die Methode wird in USA in einigen Kliniken angewendet. Allerdings kann man damit nicht alle Steroidhormone messen.

Fazit: Die freien, aktiven Hormone finden sich im Blutplasma, im Speichel und teilweise im Urin.

Welche Hormone können über den Speichel gemessen werden?

Cortisol, Östradiol, Östriol, Progesteron Testosteron, DHEA und Melatonin. Bei der Beurteilung der ermittelten Hormonwerte im Speichel kommt es ganz entscheidend auf das Verhältnis der einzelnen Geschlechtshormone zueinander an. Daher ist es sinnvoll, die wichtigsten Geschlechtshormone zusammen testen zu lassen.

Woher bekomme ich den Test und wie gehe ich vor?

Der Test kann problemlos über das Internet bestellt werden (Bezugsquellen im Anhang). Sollten Sie noch eine Periode haben, machen Sie den Test am 22. Zyklustag (+/- 2 Tage). Frauen, die keine Periode mehr haben, können den Test an jedem beliebigen Tag durchführen. Das gilt auch für Männer. Eine genaue Anleitung liegt bei. Der Speicheltest lässt sich problemlos und völlig eigenständig zum geeigneten Zeitpunkt von zu Hause aus machen. Die Speichelprobe wird von einem Labor analysiert. Das Ergebnis wird Ihnen per Mail mit einer detaillierten Analyse der einzelnen Hormone und einer Interpretation mit ersten Hinweisen für eine mögliche Behandlung geschickt, die Sie dann mit Ihrem Arzt oder Heilpraktiker besprechen.

Wie oft sollte man seine Hormone testen lassen?

Spätestens nach zehn bis zwölf Monaten sollte man erneut einen Test machen, um eine Kontrolle über die Dosierung zu erhalten. Bei Beschwerden auch früher.

Warum ist natürliches Progesteron so wichtig?

Weil es einem Überwiegen des Östrogens und einer Östrogendominanz entgegenwirkt. Natürliches Progesteron kann viele Symptome der Wechseljahre zum Verschwinden bringen.

Ist Progesteron nicht ein typisch weibliches Hormon?

Progesteron kommt bei Frauen und bei Männern vor, wenngleich in unterschiedlicher Menge. Es ist für beide Geschlechter ein sehr wichtiges Hormon und fehlt sehr oft. Bei Männern wird es in den Nebennieren und im Hoden gebildet.

Welche Hormonstörung betrifft besonders den Mann?

Das variiert je nach Lebensumständen. Aber durch falsches und zu viel Essen, zu wenig Bewegung und übermäßigen Stress ergibt sich oft ein Mangel an Testosteron, DHEA und Progesteron, ein Überschuss an Östradiol und zu wenig oder zu viel Cortisol.

Was kann ich tun bei beginnender Impotenz?

Als Erstes einen Speicheltest machen, um festzustellen, ob ein Hormonungleichgewicht vorhanden ist. Dann die fehlenden Hormone in Absprache mit einem Therapeuten ergänzen. Phytohormone wie Tribulus terrestris, weißer Ginseng und Vitalstoffe wie Vitamin D3, OPC, Vitamin B12, das Spurenelement Zink und die Vitamine C und E sollten mit einbezogen werden.

Durch die Wechseljahre bin ich manchmal unausstehlich und meine Stimmungsschwankungen gehen mir und auch anderen auf die Nerven. Können mir Hormone helfen?

Ja, der Grund für diese Stimmungsschwankungen kann am fehlenden Progesteron liegen, aber auch an einer Unausgewogenheit von Östrogen, DHEA und Cortisol.

Ich möchte endlich wieder gut schlafen. Was kann ich tun?

Ein Hormonspeicheltest kann klären, ob ein Hormonungleichgewicht vorliegt. Ein dauerhaft erhöhter Cortisolspiegel, verursacht durch lang anhaltenden Stress, verhindert nicht nur das Einschlafen, sondern auch einen erholsamen Schlaf. Sprechen Sie mit Ihrem Therapeuten über eine eventuelle Ausbalancierung wichtiger Hormone sowie eine Ergänzung mit Melatonin, 5-Htp oder GABA. Auch eine eventuelle Elektrosmogbelastung sollte erwogen werden.

Kann natürliches Progesteron bei Endometriose helfen?

Natürliches Progesteron wird eine Endometriose nicht heilen, aber es kann die Beschwerden lindern.

Kann häufig auftretende Migräne etwas mit Hormonen zu tun haben?

Kopfschmerzen und Migräne sind häufige Begleiterscheinungen eines Hormonungleichgewichts, besonders einer Östrogendominanz. Besonders häufig tritt Migräne vor der Periode auf. Neben natürlichem Progesteron können das krampflösende Magnesium, die B-Vitamine in Verbindung mit Zink und Selen helfen. Mit Nachtkerzenöl und Mönchspfeffer (Agnus castus) kann oft eine Besserung erreicht werden.

Wie finde ich einen geeigneten Therapeuten, wenn mein Arzt/Heilpraktiker nicht offen ist für diese Behandlungsform?

Auf *www.hormony.de* finden Sie das Therapeutennetzwerk von Ärzten und Heilpraktikern, die Erfahrung in der Behandlung mit natürlicher Hormontherapie haben. Apotheken, die bioidentische Hormoncremes herstellen, finden Sie ebenfalls im Netzwerk.

Danksagung

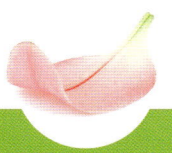

Danken möchte ich allen, die mich bei diesem Buch unterstützt haben, allen voran meinem Mann, der immer an meiner Seite steht, mir wertvolle Hilfe gegeben hat und mich von Zeit zu Zeit liebevoll daran erinnert hat, nicht zu ausschweifend zu werden.

Mein besonderer Dank gilt außerdem meinem Verleger, JOACHIM KAMPHAUSEN, der allzeit offen und konstruktiv für meine vielen Ideen und Projekte ist. Und natürlich auch der Geschäftsführerin ANNE PETERSEN sowie allen Verlagsmitarbeiterinnen, allen voran AMELIE ULLRICH, die mit viel Geduld und Engagement das Buch in dieser Form möglich gemacht haben.

Danke auch an CLAUDIA SCHLUTTER für die wunderschöne Gestaltung des Buches.

Ohne die Mitwirkung von CONNY HÖRL würde es den wichtigen Teil zum Thema Bewegung nicht geben. Conny, danke für diesen tollen Beitrag!

Ein herzliches Dankeschön geht an DR. WOLFGANG PLAKOLM und MAG. PHARM. SIMON WINDHAGER, die trotz vollen Terminkalenders Zeit für ein ausführliches und spannendes Interview gefunden haben.

BARBARA, danke für Dein Lesen in einer frühen Phase und die vielen wertvollen Tipps.

Der größte Dank gilt jedoch IHNEN, meinen Leserinnen und Lesern, die mich durch ihre Offenheit und das Interesse an meinen Büchern immer wieder motivieren und anspornen, weiterzu- machen.

Hilfreiche Links

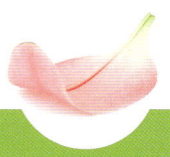

Ich konnte nicht alle Inhalte des Themas in das Buch hineinpacken, es hätte den Rahmen gesprengt. Doch zum Glück gibt es ja das Internet. Gehen Sie also einfach auf meine Webseite *www.hormony.de* und informieren sich dort über weiterführende Themen und Hintergrundinfos zum Thema Wechseljahre und über das von mir entwickelte Anne-Hild-Programm. Zudem finden Sie dort ein Therapeutennetzwerk und weiterführende Infos zu Vitalstoffen und Proteinen.

Laden Sie sich die App zum Thema Wechseljahre herunter. Außerdem finden Sie in meinem Blog, auf Facebook und bei YouTube aktuelle Beiträge zu Wechseljahren, Hormontherapie, Anti-Aging und der hCG-Diät.

Hormonspeicheltest:
www.speichelhormontest.de

hCG-Diät:
www.die-hcg-diaet.de

Vitalstoffe, Proteine:
www.hormonyshop.de
www.hormovita.de

Feministisches Frauen Gesundheits Zentrum e.V., Berlin
www.ffgz.de

Vitamin D: Uwe Gröber, Akademie für Mikronährstoffmedizin
www.mikronaehrstoff.de

Dr. med. Raimund von Helden
www.vitamindelta.de

Hilfe bei Elektrosmog:
www.memon.eu
www.grounding.at

Literaturverzeichnis

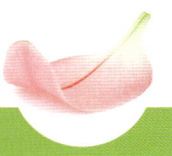

Berkson, D. Lindsey: *Hormone Deception – How Everyday Foods and Products are Disrupting your Hormones*, USA 2000

Burgerstein, Lothar: *Burgersteins Handbuch Nährstoffe*, Stuttgart 2000

Burnett, J. Compton: *Organerkrankungen bei Frauen*, Schriftenreihe der Clemens von Bönninghausen-Akademie, Band 9, München 1993

Burnett, J. Compton: *Die Wechseljahre der Frauen*, Schriftenreihe der Clemens von Bönninghausen-Akademie, Band 9, München 1993

Campobasso, Andreas: *Stopp! Die Umkehr des Alterungsprozesses*, München 2008

Carper, Jean: *Jungbrunnen Nahrung*, Berlin 2001

Chopra, Deepak: *Der Jugend-Faktor*, Köln 2002

Dale, Theresa: *Revitalize your Hormones*, New Jersey 2005

Dalton, Katharina: *The PMS-Bible*, London 2000

Davis, William: *Weizenwampe: Warum Weizen dick und krank macht*, München 2013

Dubben, Heike: *Die ganzheitliche Frauenapotheke*, Berlin 2008

Elkins, Rita: *Wild Yam – Nature's Progesterone*, Salt Lake City 1999

Flanagan, Patrick: *Elixier der Jugendlichkeit*, Ritterhude1994

Forsythe, James: *Anti Aging Cures – Life changing Secrets to reverse the effects of Aging*, Perth W. A. 2011

Friedinger, Martina und Michael: *MAP – Die Entdeckung aus der Natur für optimalen Zellaufbau*, Linz 2004

Friedinger, Martina und Michael: *Entgiftung durch Pflanzen nach David Sandoval*, Linz 2003

Friedinger, Martina: *Hippokrates Nahrung – Die Lebenskraft in Gräsern, Algen und Keimen*, Linz 2007

Geßwein, Lorenz: *Wieder neue Kraft: Bei Burnout-Syndrom, krebsbedingter Erschöpfung und CFS*, Hochheim 2012

Gröber Uwe, Michael F. Holick: *Vitamin-D Die Heilkraft des Sonnenvitamins*, Wissenschaftliche Verlagsgesellschaft Stuttgart, 2014

Haehl, Richard (Hrsg.): *Hahnemann, Samuel: Organon der Heilkunst – Aude sapere*, Heidelberg 1993

Hartenbach, Walter: *Die Cholesterinlüge*, München 2008

Hartwig, Renate: *Der verkaufte Patient*, München 2008

Hawkings, Amy Lee: *What you must know about bioidentical Hormone Replacement Therapy*, Squareone Publishers, New York 2013

Heiden, Dr. med. Raimund von: *Gesund in sieben Tagen: Erfolge mit der Vitamin-D-Therapie*, Peiting 2014

Hertoghe, Thierry; Nabet, Jules-Jacques: *The Hormone Solution - Stay younger longer*, New York 2002

Hertoghe, Thierry; Nabet, Jules-Jacques: *Bleiben Sie länger jung!*, Berlin 2002

Hild, Anne: *Natürliches Anti-Aging*, Bielefeld 2012

Hild, Anne: *Die hCG Diät*, Bielefeld 2011

Hild, Anne: *Das hCG Kochbuch*, Bielefeld 2013

Hild, Anne: *hCG Diät-und jetzt?*, Bielefeld 2014

Hild, Anne: *Das hCG Veggie-Kochbuch*, Bielefeld 2015

Huber, Johannes: *Die Gesundheit der Frau, warum Frauen länger leben*, Wien 2008

Huber, Johannes: *Die Hormontherapie*, Heyne Bücher, München 1995

Huber, Johannes: *Endokrine Gynäkologie, Einführung in die frauenspezifische Medizin*, Wien 1998

Huber, Johannes: *Hormontherapie – Wie Hormone unsere Gesundheit schützen*, Kreuzlingen/München 2007

Huber, Johannes: *Individuelle Hormonersatztherapie*, Bremen/London/Boston 2002

Huber, Johannes; Gregor, Elisa: Die Kraft der Hormone, München 2005

Huber, Johannes; Gregor, Elisa: *Die Männer-Macher – Die sensationelle Wirkung der Hormone auf Vitalität, Potenz und gutes Aussehen*, München 2001

Huber, Johannes; Schindler, A. E.: *Die Frau im Klimakterium – eine ganzheitliche Betrachtung*, Köln 1995

Jacobi, Günther H.; Biesalski, Hans-Konrad; Gola, Ute: *Anti-Aging für Männer, Strategien für den ganzen Mann*, Stuttgart 2004

Klatz, Ronald; Goldman, Robert: *The Official AntiAging Revolution*, Basic Health Publications Inc., USA 1996

Kuklinski, Bodo; van Lunteren, Ina: *Neue Chancen zur natürlichen Vorbeugung und Behandlung von umweltbedingten Krankheiten*, Bielefeld 2004

Langer, Ellen: Counter Clockwise, London 2010

Lee, John R.: *What your Doctor may not tell you about Breast Cancer*, How Hormone Balance May save Your Life, London 2002

Lee, John R.: *Natürliches Progesteron – Ein bemerkenswertes Hormon*, München 2007

Lee, John R.; Buchner, Elisabeth: *Wie Männer stark bleiben*, Kleinsendelbach 2005

Lee, John R.; Hopkins, Virginia: *Hormone Balance Made Simple*, New York 2006

Lee, John R.; Hopkins, Virginia: *What your Doctor may not tell you about Menopause*, New York 1996

Lee, John R.: *What your Doctor may not tell you about Premenopause, Balance your Life from thirty to fifty*, New York 1999

Lipton, Bruce H.: *Intelligente Zellen – Wie Erfahrungen unsere Gene steuern*, Burgrain 2009

Love, Susan M.: *Das Hormonbuch – was Frauen in den Wechseljahren wissen sollten*, Frankfurt/Main 2002

Nachtigall, Lila: *Östrogen*, München 2002

Mansel, Luise: *Das Wichtigste über Hormone. Hormonersatztherapie – ja oder nein?*, München 2008

Marazziti Donatella: *La natura dell`amore*, 2004

Miller, Philip Lee: *The Life Extension Revolution – The New Science of Growing older without Aging*, New York 2005

Oberbeil, Klaus: *Fit mit 100 – Jung bleiben, länger leben*, Lünen 2012

Parry, Vivienne: *Tanz der Hormone*, München 2007

Paul, Sabine; Nyncke, Helge: *PaläoPower: Das Wissen der Evolution nutzen für Ernährung, Gesundheit und Genuss*, München 2013

Platt, Michael: *Die Hormon-Revolution*, Kirchzarten bei Freiburg 2009

Polunin, Miriam: *Die 50 besten Lebensmittel für Ihre Gesundheit*, Renningen 1997

Rashid, Selma: *Hormones Explained – Anti-Aging Medicine, Bioidentical Hormone Replacement and the controversies*, Bloomington 2010

Price, Weston. A.: *Nutrition and Physical Degeneration*, Price Pottenger Nutrition

Reiss, Uzzi: *The Natural Superwoman*, New York 2007

Riedweg, Franz: *Hormonmangel. Theorie und Praxis der pflanzlichen Hormondrüsenstimulation*, Stuttgart 1998

Rimkus, Volker: *Der Mann im Wechsel seiner Jahre, Lebenslust statt Lebensfrust*, Oster-Schnattebüll 2000

Rimkus, Volker: *»Die Rimkus-Methode – für den Mann«*, 2006

Rimkus, Volker: *»Die Rimkus-Methode – für die Frau«*, 2006

Risch, Gerhard: *Homöopathie ist (k)eine Kunst*, München 1994

Risch, Gerhard: *Homöopathik*, München 1993

Rodrigues, Dinah: *Hormon-Yoga – Das Standardwerk zur hormonellen Balance in den Wechseljahren*, Darmstadt 2005

Rushton, Anna; Bond, Shirley: *Natürliches Progesteron – Fragen und Antworten*, München 2000

Ryneveld, Edna: *Unbeschwerte Wechseljahre – Geheimnisse der Naturheilmethode (Homöopathie und biologische Medizin)*, Heidelberg 1997

Scheuernstuhl, Annelie; Hild, Anne: *Natürliche Hormontherapie*, Bielefeld 2010

Schmitt, Rüdiger; Homm, Simone: *Handbuch Anti-Aging & Prävention*, Pyrbaum 2008

Servan-Schreiber, David: *Die Neue Medizin der Emotionen*, München 2004

Shealy, C. Norman: *Natural Progesterone Cream – Safe and Natural Hormone Replacement*, Chicago 1999

Shomon, Mary J.: *Die gesunde Schilddrüse*, München 2002

Somers, Suzanne: *Ageless – the naked truth about bioidentical hormones*, New York 2006

Somers, Suzanne: *Bombshell-Explosive Medical Secrets that will redefine Aging*, New York 2012

Strienz, Joachim: *Nebennierenunterfunktion*, 2010

Sudheesh N. P.; Ajith T. A.; Ramnath V.; Janardhanan K. K.: *Therapeutic potential of Ganoderma lucidum (Fr.) P. Karst. against the declined antioxidant status in the mitochondria of post-mitotic tissues of aged mice*, Clin Nutr. Dezember 2009

Umbreit, Klaus: *Männlichkeit & Hormone*, Overath 2000

Wiley, T. S.; Taguchi, Julie: *Sex, Lies and Menopause – The shocking Truth About Synthetic Hormones and the Benefits of Natural Alternatives*, New York 2003

Wilson, James L.: *Grundlos erschöpft? Nebennieren-Insuffizienz – das Stress- Syndrom des 21. Jahrhunderts*, München 2011

Worm, Nicolai: *Heilkraft D*, 2010

Wright, Jonathan V.; Morgenthaler, John: *Natural Hormone Replacement – For Women over 45*, USA 1997

Wright, Jonathan; Lane, Lenard: *Stay young & sexy with bioidentical Hormone Replacement*, USA 2010

Wüster, Christian: *Wachstumshormon (hGH) – Pathophysiologie und therapeutisches Potenzial*, Bremen 2001

Stichwortverzeichnis

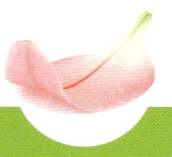

Quellenangaben

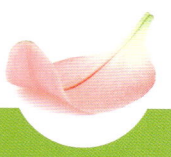

1. www.memon.eu
2. http://www.kcl.ac.uk/index.aspx
3. New Scientist.com, CCHRINT.org, Fresh.news, Science.NaturalNews.com
4. Science Daily, Science News, April 13, 2016, University of California - Los Angeles Health Sciences
5. https://www.ceu.ox.ac.uk/news/short-term-use-of-hrt-associated-with-increased-risk-of-ovarian-cancer
6. Frauengesundheitszentrum Berlin, kurz ffgz: https://www.ffgz.de
7. Quelle: www.vitaminservice.de, Pub Med, PMID: 25998734
8. Fournier et al., Breast Cancer Res Treat 2008 Jan; 107 (I):103-11
9. http://www.helsana.ch/de/helsana-gruppe/unternehmen/gesundheitskompetenz
10. https://www.harding-center.mpg.de/de/harding-zentrum

BILDNACHWEIS

6 _ Tulpe © Agnes Kantaruk | Shutterstock

8 _ Tulpenblatt © Elena Itsenko | Shutterstock

9 _ Organe der Hormonproduktion © Claudia Schlutter

11 _ Geschlechtshormone © Claudia Schlutter

14/15 _ Paar © shapecharge | iStock

16 _ Wechseljahre der Frau © Claudia Schlutter

18 _ Wechseljahre des Mannes © Claudia Schlutter

21 _ Wechseljahrssymptome © Claudia Schlutter

40 _ Leinsamen © MaraZe | Shutterstock

47 _ Osteoporose © Tefi | Shutterstock

52 _ Tribulus Terrestris © Noppharat4569 | Shutterstock

52 _ Ginseng © Jiang Zhongyan | Shutterstock

52 _ Ginko © Scisetti Alfio | Shutterstock

53 _ afrikanische Pflaumen © Matthias G. Ziegler | Shutterstock

53 _ Brennnessel © Scisetti Alfio | Shutterstock

53 _ Kürbiskerne © Robyn Mackenzie | Shutterstock

56 _ Tulpen in Vase © Andrii_K | Shutterstock

58 _ Anne-Hild-Programm © Claudia Schlutter

60 _ Reishi © somnuk jansinka | Shutterstock

60 _ Heilpilze © ExQuisine | Fotolia

60 _ Sibirischer Rhabarber © Manfred Ruckszio | Shutterstock

61 _ Salbei © Scisetti Alfio | Shutterstock

63 _ Tabletten © Africa Studio | Shutterstock

72 _ Chlorella © Eskymaks | Shutterstock

73 _ grüner Tee © NataliTerr | Shutterstock

74 _ Golden Protein Shake © Pikoso.kz | Shutterstock

75 _ Sojaprodukte © Hurst Photo | Shutterstock

77 _ Erdbeeren © Africa Studio | Shutterstock

78/89 _ Frau beim Sport © Kinga | Shutterstock

82–101 _ Sportübungen © Conny Hörl

103 _ Meditation © Pressmaster | Shutterstock

110 _ Dr. Plakolm © Aikumed

114 _ Speichel-Test © Henrik Dolle | Fotolia

117 _ Traubensilberkerze © Manfred Ruckszio | Shutterstock

117 _ Mönchspfeffer © unpict | Shutterstock

118 _ Yamswurzel © jiangdi | Shutterstock

118 _ Rotklee © Scisetti Alfio | Shutterstock

118 _ Maca © vainillaychile | Fotolia

119 _ Mag. Windhager © Anne Hild

122/123 _ Frau auf Sofa © Kinga | Shutterstock

124 _ Rückgang der Hormone © Claudia Schlutter

129 _ Gruppe der Östrogene © Claudia Schlutter

135 _ Stress © Claudia Schlutter

145 _ Brustkrebs-Früherkennung © Harding-Zentrum für Risikokompetenz

146 _ Brustkrebsrisiko © Claudia Schlutter

147 _ Prostatakrebs-Früherkennung © Harding-Zentrum für Risikokompetenz

153 _ Zirkeltraining © Conny Hörl

155 _ Kleingerätetraining © Conny Hörl

156 _ Ballübung © Conny Hörl

157 _ Faszientraining © Conny Hörl

159 _ Radfahren © Monkey Business Images | Shutterstock

162 _ Portrait © Anne Hild

Im Gleichgewicht

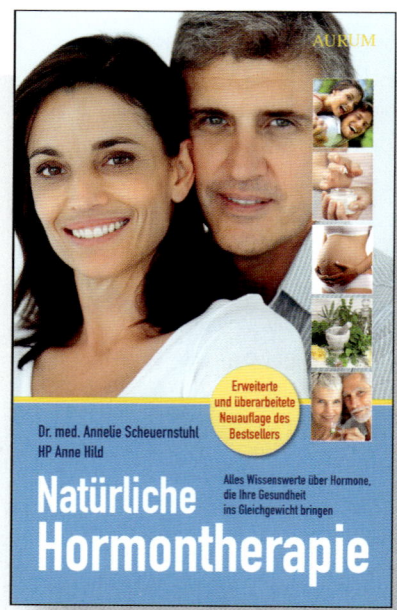

Hormone sind Regisseure unseres Lebens.

Die Erkenntnisse großer Hormonstudien haben zu einer allgemeinen Verunsicherung gegenüber künstlichen Hormonen geführt — und dies zu Recht! Unbeachtet von der Schulmedizin, aber bereits seit Jahren bekannt, ist die Möglichkeit, mit bioidentischen, natürlichen Hormonen Ungleichgewichte zu behandeln.

Dieses Buch zeigt konkret und praktisch, wie wir unsere Hormone im Gleichgewicht halten, Hormonstörungen leicht erkennen und behandeln können und somit zu einem körperlichen und geistigen Wohlbefinden gelangen.

Dr. med. Annelie Scheuernstuhl, HP Anne Hild
Natürliche Hormontherapie
Alles Wissenswerte über Hormone, die ihre Gesundheit nebenwirkungsfrei ins Gleichgewicht bringen können
256 Seiten, Broschur
ISBN 978-3-89901-958-2

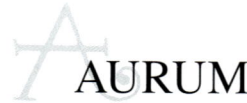
AURUM

www.aurum.de

Altern ohne Angst

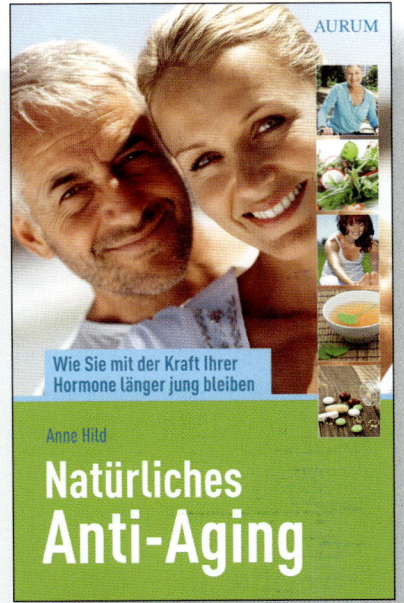

Wie bleibe ich länger jung? Was kann jede Frau und jeder Mann tun, damit die Hormone auch im Alter im Gleichgewicht sind? Gibt es so etwas wie den Jungbrunnen?

Hier kommen klare Antworten für ein gesundes, erfülltes und damit auch längeres Leben. „Better-Aging" im besten Wortsinn.

Unsere Hormone spielen bei diesem Prozess eine tragende Rolle. Wir alle wollen unser Altern verlangsamen. Nicht nur um das Leben zu verlängern, sondern um mit zunehmendem Alter weiterhin ein gutes und gesundes Leben zu führen.

Anne Hild
Natürliches Anti-Aging
Wie Sie mit der Kraft Ihrer Hormone länger jung bleiben
264 Seiten, Broschur
ISBN 978-3-89901-758-8

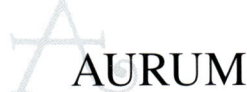

www.aurum.de

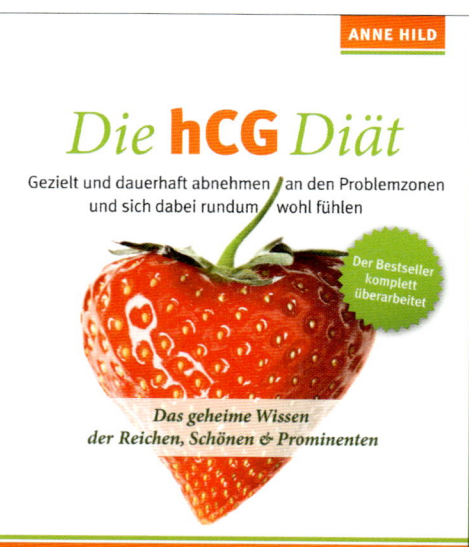
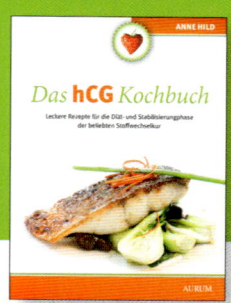
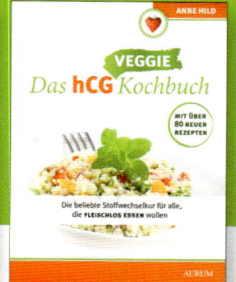
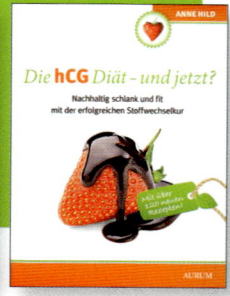
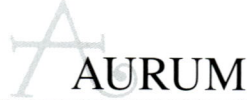

Lustvoll durch die Wechseljahre

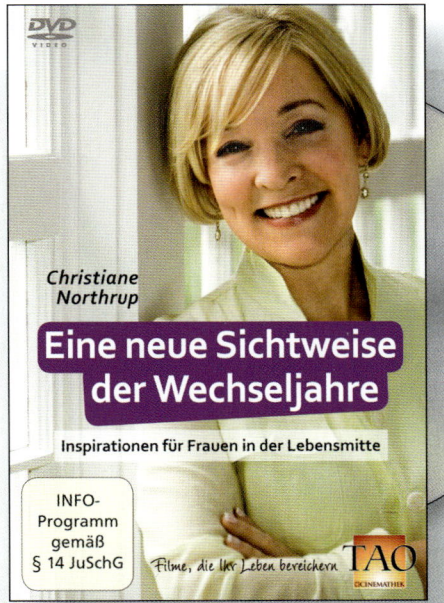

Dr. Christiane Northrup spricht hier, basierend auf ihrem Bestseller *Weisheit der Wechseljahre*, zu Hunderten von Frauen über vier der wichtigsten Themen-bereiche, die Frauen über 50 interessieren: Sexualität, Gesundheit des Herzens, Hormontherapie und Ernährung. Sie lädt Frauen mittleren Alters dazu ein, ihre innere Weisheit anzunehmen und die zweite Hälfte ihres Lebens neu und genussvoll zu gestalten. Ihre umfassenden Forschungsergebnisse sowie ihre herzliche und leicht verständliche Darstellungsweise bieten einen Schatz an Informationen, der Ihr Leben von Grund auf verändern kann!

Dr. Christiane Northrup
Eine neue Sichtweise der Wechseljahre
Inspirationen für Frauen in der Lebensmitte
DVD, Laufzeit: 76 Minuten + 14 Minuten Bonusmaterial
ISBN 978-3-89901-619-2

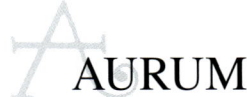

www.aurum.de

Altes Wissen NEU! **Wilde Freiheit**
Meditation Kreativität Spirituelle Lebenspraxis
Eltern&Kinder
Universelles Gesundheit
Bewusstsein AURUM Sinnfindung
Yoga Mystik
Persönlichekeitsentwicklung Hochsensibilität
Buddhismus Heute! Weisheit der Natur
Traditionelle Wege Big Mind

Mit Liebe fürs Detail und für die Umwelt

Bei der Auswahl der Inhalte, die wir präsentieren, achten wir auf
Originalität, Kompetenz, Praxisrelevanz und Qualität. So können
wir mit Herz und Seele hinter unseren Büchern, Hörbüchern,
Filmen und den anderen Produkten stehen, die wir mit viel Liebe
und Aufmerksamkeit bis ins letzte Detail fertigen.

Wir leisten einen aktiven Beitrag zum Umweltschutz und verbrauchen
nur wirklich notwendige Ressourcen — so sparsam wie möglich.
Wir drucken überwiegend auf 100% Recyclingpapieren oder
produzieren unsere Titel klimaneutral. 99% unserer Fertigung
findet in Deutschland statt, so haben wir kurze Transportwege und
unterstützen die lokale Wirtschaft.

Inspirationen, interessante und wertvolle Neuigkeiten, Wahres,
Schönes & Gutes sowie wichtige Termine können Sie regelmäßig
in unserem Newsletter erfahren oder hier:
www.facebook.com/weltinnenraum

www.aurum.de
J.Kamphausen|Mediengruppe